땅이 주는 치유의 선물

맨발로
걸어라

땅이 주는 치유의 선물

맨발로 걸어라

초판   1쇄 발행   2021년 7월 24일
초판 12쇄 발행   2024년 3월 28일

지은이 · 박동창
기   획 · (주)엔터스코리아 책쓰기브랜딩스쿨
펴낸이 · 이종문(李從聞)
펴낸곳 · (주)국일미디어

등   록 · 제406-2005-000025호
주   소 · 경기도 파주시 광인사길 121 파주출판문화정보산업단지(문발동)
사무소 · 서울시 중구 장충단로8가길 2(장충동 1가, 2층)

영업부 · Tel 02)2237-4523 | Fax 02)2237-4524
편집부 · Tel 02)2253-5291 | Fax 02)2253-5297
평생전화번호 · 0502-237-9101~3

홈페이지 · www.ekugil.com
블 로 그 · blog.naver.com/kugilmedia
페이스북 · www.facebook.com/kugilmedia
E-mail · kugil@ekugil.com

ISBN 978-89-7425-993-8 (13510)

땅이 주는 치유의 선물

맨발로 걸어라

박동창 지음

국일미디어

　저자는 눈이 오나 비가 오나 매일 아침마다 아파트 마당에 맨발로 선다. 그리고 전국의 많은 회원들과 독자 여러분들께 아침편지를 쓴다. 햇살이 쏟아져도 좋고, 비가 내려도 좋고, 눈이 와도 좋다. 봄, 여름에는 진초록의 녹음 속에서, 가을에는 곱게 단풍 든 나무들 사이에서, 겨울에는 하얀 눈 위에서 촉촉한 땅을 맨발로 밟으며 저자 자신이 한없는 생명의 기쁨을 누리며 그 축복을 전한다.

　언제든 맨발로 선 땅으로부터 땅속의 자유전자가 넘실대며 우리의 몸 안으로 오른다. 음전하(-)를 띤 자유전자들은 맨발을 타고 몸 안으로 올라와 우리 몸 속에 쌓인 만병의 근원인 양(+)전하를 띤 활성산소를 일거에 중화시킨다. 맨발로 걸으면 암이 치유되고 고혈압, 고혈당 등 각종 현대 문명병들이 치유되는 이유이다.

　그리고 땅속에서 올라오는 자유전자는 우리 혈액 속 적혈구의 표면전하를 올리고 세포 간의 서로 밀어내는 힘인 제타전위zeta potential를 올려준다. 자연스럽게 혈액의 점성이 묽어지고 따라서 혈류의 속도가 빨라진다. 침묵의 살인자로 불리는 심혈관질환, 뇌질환 등이 예방되고 치유되는 소이所以이다.

또한 우리 몸의 에너지 대사의 핵심 물질인 ATP(아데노신삼인산)의 생성이 촉진된다. 평소 우리가 살아가는 데 필요한 활력과 에너지는 우리가 먹는 싱싱한 야채와 과일들로부터 전자를 받아 ATP가 생성이 되지만 그것은 매우 제한적이다. 그런데 땅속에는 무궁무진한 자유전자가 존재한다. 신발을 벗고 땅 위에 맨발로 서면 그 무궁무진한 자유전자는 우리의 몸 안으로 올라와 ATP의 생성을 촉진하게 된다. 맨발로 걸으면 더욱 더 활력이 넘치게 되고, 항노화와 젊음의 묘약으로 충전되는 이유다.

더 나아가 맨발로 땅을 밟으면 땅속의 자유전자가 몸 안으로 올라와서 우리들의 스트레스 호르몬인 코르티솔의 분비를 안정화시키며 천연의 신경안정 작용을 한다. 맨발로 걸으면 꿀잠을 자게 되고 불안, 초조, 과민현상 등으로부터 진정되고 마음이 편안해지는 이유이다. OECD 국가들 중 수년째 자살률 1위의 오명을 쓰고 있는 우리가 꼭 유념해야 할 대목이다.

그리고 맨발로 촉촉한 땅을 밟거나 흙속에 발을 묻고 있으면 각종 염증과 통증이 완화되고 치유된다. 본서에서 상술하는 접지이론의 핵심이자 우리가 맨발로 걷고 접지할 때 각종 현대 문명병들이 예방되고 치유되는 그 메커니즘이다.

그래서 저자는 우리가 맨발로 땅을 밟거나 접지할 때 땅속에서 우리 몸으로 올라와 위와 같은 중요한 생리적 기능들을 활성화하고 촉발하는 땅속의 음(-)전하를 띤 자유전자를 '생명의 자유전자'라고 부른다. 우리 현대인들이 고통 받고 있는 각종 만성질병들을 예방하고 치유할 뿐만 아니라 우리의 건강한 생명을 담보하기 때문이다.

아울러 땅을 맨발로 밟으면 땅 위에 돌출한 돌멩이, 나무뿌리, 나뭇가지 등이 우리의 맨발바닥의 각종 지압점들을 자극하고 지압해 준다. 자연스럽게 우리 몸의 각종 장기들에 혈액이 왕성히 공급되고, 따라서 면역력이 강화된다. 맨발로 걸으면 감기 등 감염병에 잘 걸리지 않게 되는 이유이다.

거기에다 천연의 프레스장치인 발바닥의 아치arch가 압축되었다 이완되었다 하면서 우리의 근골격계에 놀라운 스프링 효과의 탄력을 가져다 준다. 신발을 벗고 맨발로 걸으면 근골격계를 싸고 있는 각종 근육들이 말랑말랑해지면서 족저근막염 등 각종 근골격계 질환들의 통증이 자연스럽게 해소되어지는 이유이다. 그리고 발바닥 아치의 압축·이완을 통해 혈액이 펌핑되어 몸 안으로 왕성하게 흐르며 우리 몸은 최고의 면역력으로 증강되어진다. 또한 신발을 벗고 맨발로 걷는 순간 신발의 볼 속에 갇혀 있던 우리의 발가락들이 부챗살처럼 펴지면서, 온 몸의 근골격계들이 제 자리를 잡도록 도와주며 각종 근골격계 질환들의 통증들을 완화시켜준다. 맨발걷기가 가져다주는 형용할 수 없이 유익한 지압효과와 발바닥의 스프링효과,

혈액 펌핑효과, 발가락의 활성화효과들이다.

그런데 신발을 신고 걸을 때는 그러한 천연의 접지효과와 지압효과, 발바닥 아치와 발가락 효과 등을 조금도 누릴 수가 없다. 신발 바닥의 부도체인 합성세제 고무 밑창sole이 땅과의 접지와 지압효과를 차단하고, 발바닥의 아치에 꼭 끼이게 만들어진 깔창insole이 아치를 틀어막으면서 발바닥 아치의 스프링기능과 혈액펌핑기능을 차단하기 때문이다. 신발의 볼이 발가락들을 옥죄어 발가락들이 제대로 작동할 수 없게 차단함도 그러하다. 우리가 수시로 신발을 벗고 맨발로 땅을 밟아야 할 이유들이다.

저자는 위와 같은 맨발걷기의 비밀을 지난 2001년 서울의 한 TV 방송으로 방영된 말기 간암 환우분의 맨발걷기로 치유된 소식을 시청하며 저 맨발걷기에 무언가 모를 치유의 비밀이 숨어 있다는 통찰에 이르렀다. 그 직후 폴란드의 카바티 숲을 맨발로 걸으며 그 치유의 비밀을 깨우치게 되었다. 폴란드에서 은행을 경영하면서 가졌던 여러 가지 업무상 스트레스와 어려움을 또 그로 인해 발생된 여러가지 몸과 마음의 질병들을 치유시키는 경이로운 치유의 보물지도를 찾아낸 것이다. 바로 맨발걷기 치유의 비밀이다.

그로부터 새로운 가슴앓이가 시작되었다. 맨발로 걷는 그 경이로운 기쁨을, 그 치유의 비밀을 하루라도 빨리 다른 사람들에게 알려야 한다는 당위와 사명의 발로다. 그래서 숲길을 맨발로 걸으며 그 때그때의 느낌과 통찰을 기록하기 시작하였다. 고대로부터 내려온 발지압 이론은 그렇게 맨발로 걷는 자연의 지압Natural Reflexology 이론으로 저자에 의해 자연스럽게 구체화되었다.

그리고 그 비밀을 사람들에게 알려, 누구든 맨발로 걷는 건강한 삶을 누릴 수 있게 안내하도록 서두르게 되었다. 2006년 귀국과 동시에 저자가 《맨발로 걷는 즐거움》이라는 최초의 맨발걷기에 관한 실용서 이자 이론서를 펴내게 된 배경이다.

그 이후 10년간 금융인으로서의 현역 생활을 마친 후인 2016년 7월 저자는 서울 강남의 대모산에 '무료 숲길 맨발걷기로의 초대 프로그램'인 '맨발걷기 숲길 힐링스쿨'을 개설하였다. 본격적으로 다른 사람들에게 맨발걷기의 치유효과를 알리고 교육하여 질병의 고통 없는 건강세상을 이루어야 한다는 저자 나름의 홍익정신과 이타행의 구체적 발로였다.

그로부터 맨발로 걸은 많은 회원들로부터 빠른 시간 내 맨발걷기의 치유의 기적들이 보고되기 시작하였다. 9시간의 대형 뇌수술로도 치유되지 않던 만성두통이 사라지고, 수십 년을 앓던 아토피 피부염이 치유되고, 불면증 등 각종 질환들이 맨발로 걸은 지 2개월 안에 깨끗이 나아졌다. 갑상선암, 유방암, 혈액암 등 각종 암이 치유되는 기적은 물론 심방세동과 급성 심근경색, 뇌졸중에 따른 반신마비 등 각종 심혈관질환, 뇌질환들까지 치유되었다. 또한 족저근막염, 무릎관절염, 고관절염, 척추간협착증 등 각종 근골격계 질환들이 단지 신발을 벗고 맨발로 걷자 빠른 시간 안에 나아졌다. 그러한 기록들은 2019년 졸저 《맨발걷기의 기적》으로 보고되었다.

그와 동시에 지난 2010년 이후 미국의 전기기술자 클린트 오버와 심장의학자 스티븐 시나트라 박사 등의 《어싱, 땅과의 접촉이 치유한다》라는 책의 소개는 물론 동 시나트라 박사와 공학물리학자인 가에탕 쉬발리에 박사, 《에너지 의학》의 저자인 제임스 오쉬만 박사 등의 접지Earthing 이론 관련 20여편의 임상 학술논문을 번역, 소개하면서 저자의 위 《맨발걷기의 기적》의 치유사례들과 그대로 맞물리는 구체적인 임상 사례들을 확인하게 되었다. 거기에다 본서에서 상술하는 2012년 12월 이라크 바스라의과대학의 하이더 압둘-라디프 무사Haider Abdul-Lateef Mousa 교수의 〈접지에 따른 COVID-19의 예방과 치료〉라는 코로나 19 확진자들에 대한 맨발걷기와 접지를 통한 치유의 임상논문까지 확인되었다.

그러한 과정을 거치면서 저자는 맨발걷기의 이론체계와 각 이론에 상응한 치유효과들을 정리하게 되었다. 동시에 그를 뒷받침하는 몇몇 주요 해외 논문들의 소개와 함께 저자가 직접 실험한 양파와 우유, 금붕어 등을 이용한 접지실험이 주는 시사점들을 종합하며 모든 사람들이 언제든 흙길을 맨발로 걷고 접지하여 건강한 삶을 영위할 수 있도록 하는 정책제안들까지 구상해보았다. '접지권'이라는 헌법상 기본권의 입법화 제안이 그렇게 출현하였고, 동시에 세계보건기구WHO 앞 진정한 인류건강의 증진을 위해 WHO가 지난 20년 가까이 추진해온 일상의 신발 신고하는 '걷기운동 장려정책'을 '맨발걷기운동 장려정책'으로 전환할 것을 건의하는 등 정책제안을 담은 본서를 서술하고 체계화하게 되었다.

이에 본서를 펴내면서 저자는 맨발걷기와 접지를 회복할 경우 수많은 현대인들이 고통스러워 하고 있는 각종 암이나 심혈관질환, 뇌질환, 고혈압, 고혈당 등 만성질환으로부터의 치유는 물론 지금 당장 전 세상을 멈추어 세운 코로나19와 같은 감염성 전염병으로부터도 우리 모두 자유로워질 수 있겠다는 희망과 믿음을 공고히 하게 되었다.

맨발걷기를 통한 접지의 회복이야말로 코로나19 전과 후로 나뉘는 문명의 대전환 시대, 새로운 인류 건강의 패러다임이라는 확신이다. 그것은 우리의 조물주가 설계해 놓은 맨발로 걷는 완벽한 인간세상의 복원이다. 누구나 수명을 다할 때까지 질병의 고통 없이 건강하고 행복하게 살 수 있는 그러한 타고난 생리적인 기능을 복원하는 것이다. 바로 조물주가 설계해 놓은 보물지도의 발견이다.

이에 지난 수천 년간 우리 인류가 꿈꾸어 왔던 무병장수의 구원의 꿈을 본서를 통한 맨발걷기와 접지의 회복으로 마침내 이뤄낼 수 있다는 확신과 믿음을 독자 여러분들과 함께 공유하고 다같이 실천해 나갔으면 한다.

2021년 짙푸른 대모산 숲길에 서서
「맨발걷기 시민운동본부」, 「맨발걷기 숲길 힐링스쿨」
박동창 드림

포스트 코로나 시대,
인류건강의 게임체인저

코로나19 팬데믹 이후 전 세계인들의 일상생활과 경제 활동들이 대폭 위축되었다. 소위 말하는 언택트, 즉, 비대면 시대가 열린 것이다. 그뿐만 아니라 세상은 아날로그가 아닌 디지털 시대로, 또 AI가 사람의 판단을 대신하는 초문명 사회로 급속히 이전하면서 앞날을 알 수 없는 불확실한 시대에 직면하고 있다. 혹자는 이를 '문명사적 대전환 시대의 도래'라고 규정한다.

이제 우리는 코로나19 팬데믹의 원인이 무엇인지 정확하게 알아야 한다. 그래야 그 정확한 해법을 내놓을 수 있기 때문이다. 관련하여 저자는 세상의 그 누구도 주목하지 않고 있는 코로나19 팬데믹의 치명적인 이유는 바로 현대인들의 땅과의 분리, 즉 접지의 차단에 있다고 본다.

지난 19세기 이후 합성소재 고무 밑창을 댄 신발을 신기 시작하면서 현대인의 땅과의 접지(땅에 맨살을 대고 서는 행위) 차단이 시작되었고, 도로들이 땅과의 접지를 차단하는 아스팔트, 시멘트로 포장되고, 집도 단층의 흙집에서 고층 건물이나 아파트로 바뀌면서 현대인들의 땅과의 접지 차단이 고착화되었다. 한마디로 하루 24시간, 1년 365일 땅과의 접촉이 차단된 삶을 살면서, 인간의 면역력이 근원적으로 저하되었기에 코로나19 바이러스가 창궐하고 암, 심혈관 질환 등 비감염성 만성질환의 현대 문명병이 생겨나 우리 인류가 속수무책으로 당하고 있다.

지금은 코로나19 팬데믹의 해소에 전 세상의 관심과 눈이 쏠려 있지만, 사실상 우리 주변에는 코로나19보다 더 무서운 비감염성 질병들이 많다. 그리고 수많은 사람이 고통 속에 놓여 있다. 지금 당장도 코로나19 희생자 수보다 훨씬 많은 사람이 고통받고 있거나 죽어가고 있다.

현대 의학의 눈부신 발전에도 불구하고, 심혈관질환, 암, 고혈압, 고혈당, 알츠하이머병 등 현대 문명병의 매년 발병자 수, 사망자 수는 갈수록 더 높아져 가고 있다. 전 세계 사망률 1위를 지키고 있는 심혈관질환자 수는 1990년 2억 7,100만 명에서 2019년에는 5억 2,300만 명으로 2배나 급증했고, 동 사망자 수는 1990년 1,210만 명에서 2019년 1,860만 명으로 증가했다.[1] 전 세계 암환자 수도 2000년 1,000만 명에서 2018년 1,810만 명으로 늘어나고 있고, 암 사망자 수도 2000년 600만 명에서 2018년 960만 명으로 늘어나고 있다. 이러한 증가추세를 유지한다면, 2030년에는 암환자 수가 2,540만

---

1) 미국 심장학회저널, 2020. 10월호

명, 사망자 수는 무려 1,640만 명에 이를 것으로 추정하고 있다.[2]

지난 2020년 1년 동안 코로나19 팬데믹으로 인한 사망자 수가 180만 명이었으니 그보다 무려 10배가 넘는 사람들이 매년 심혈관 질환으로 사망하고 있고, 5배가 훨씬 넘는 사람들이 매년 암으로 사망하는 것이다. 따라서 인류의 안녕과 건강한 삶의 영위를 위협하는 만성질병의 치명적 상황은 코로나19 팬데믹보다 사실은 더 심각한 상황이라 할 것이다.

하지만 전 세계는 당장 감염병 백신과 치료제 개발에만 총력을 기울이고 있을 뿐 근원적인 인류의 면역력 증강 방법에 대해서는 무관심이다. 더불어 그보다 훨씬 더 많은 사망자 수를 내는 각종 치명적인 비감염성 질병들에 대한 예방책 없이 오로지 사후적인 대증적 치료약물과 주사제의 개발에만 급급하기에 인류의 건강한 미래를 위한 질병 예방에 대한 자성과 대책이 절실히 요구되고 있다.

이에, 저자는 지난 2019년 발간한 《맨발걷기의 기적》에 이은 본서 《맨발로 걸어라》의 발간을 통해 코로나19와 같은 감염병을 예방할 수 있는 인간의 근원적인 면역력 증진을 추구하고, 암, 심혈관질환, 뇌질환, 고혈압, 당뇨병, 치매, 알츠하이머병 등 무서운 만성 질병들의 예방을 위해 반드시 실천해야 할 핵심적인 요소들을 본문에 담았다.

---

2) WHO 산하 국제암연구소

현대 문명병 원인의 약 90%를 제공하는 활성산소의 중화, 심혈관질환과 뇌질환의 원인이 되는 혈전의 해소, 인류의 영원한 고민인 노화의 예방, 현대인의 정신을 좀먹는 불안과 스트레스의 완화 및 진정, 각종 통증을 유발하는 다양한 염증과 통증의 해소 및 치유까지… 그 모든 것을 해결하는 근원적인 치유책이 바로 '맨발걷기와 접지'이기 때문이다.

땅속에 무궁무진하게 존재하는 음(-)전하를 띤 자유전자들이 맨발로 걷거나 접지할 때 우리 몸 안으로 올라와 위와 같은 전방위적인 생리적 치유의 메커니즘을 촉발한다. 그래서 저자는 그것을 '생명의 자유전자'라 일컫는다. 신발을 벗고 맨발로 땅과 접지하게 되면 그러한 생명의 자유전자가 마치 전기차에 전기가 충전되듯 우리 몸속으로 충전된다.

따라서 코로나19 팬데믹으로 인해 초래된 21세기 문명사적 대전환의 시대, 그 근원적인 해법은 현재의 코로나19 바이러스에 대한 대중적 처치인 백신의 개발과 접종은 물론, 더 나아가 우리 인간이 땅과의 접지 회복을 통해 발밑 땅속에 무궁무진하게 존재하는 생명의 자유전자를 우리 몸속으로 받아들임으로써 근원적인 면역력을 증강시키고, 당초 우리의 조물주가 설계해 놓은 인간의 생리적 작동operation과 치유의 시스템을 완벽하게 가동하는 것이 그 근원적인 답이라 할 것이다.

이러한 저자의 생각은 본서에서 후술하는 지난 2020년 12월 이라크 바스라Basrah 의과대학교의 하이더 압둘-라디프 무사Haider Abdul-Lateef Mousa 교수가 59명의 코로나19 환자들을 대상으로 한 맨발걷기와 접지를 통한 치유를 입증한 세계 최초의 연구논문으로도 일부 확인이 되었다.

결국 저자의 주장대로 우리 현대인들이 다시 땅과의 접지를 회복하는 일이 당장 전 세계를 멈추어 세운 코로나19 팬데믹은 물론 앞으로 언제든 닥쳐올 수 있는 '미래의 감염병(일명 Disease X)'에 대비하는 근원적인 처방이 될 것이고, 우리 모두를 질병의 고통과 사망의 위험 속으로 내몰고 있는 암과 심혈관질환, 고혈압, 고혈당, 치매, 알츠하이머병, 파킨슨병 등 수많은 현대 문명병들에 대한 지극히 단순·용이·무해·무비용의 천연의 예방과 치유책이 될 것이다.

이에 2019년 졸저《맨발걷기의 기적》이후 지난 2년간 '맨발걷기 시민운동본부'와 '맨발걷기 숲길 힐링스쿨'의 네이버 카페에 저자가 써서 올린 아침편지들을 묶어 본서《맨발로 걸어라》를 펴내면서, 앞으로 맨발걷기가 국민 건강운동으로 공식 채택되고, 관련 사회적 인프라 등이 조성되어 전 국민이 큰 비용 들이지 않고 건강하고 행복하게 살 수 있는 세상을 향해 나아갈 수 있기를 희망한다.

그를 위해 저자는 본서를 통해 헌법 제35조 제1항에 따른 국민의 기본권인 '건강권', '환경권'의 일환으로 '일조권', '조망권'에 상응하는 권리로서 일상의 삶에서 땅을 밟고 접지하며 건강하게 살 수 있는 권리인 '접지권'의 입법을 제안한다. 동시에 모든 사람이 언제든 신발을 벗고 맨발로 걷고 살 수 있도록 우리의 주거 공간을 땅과 연결하는 근원적인 생활공간의 혁신을 추진해 나갈 것을 정부 당국에 호소한다.

아파트 등 주거단지와 주변의 근린공원 등의 산책로들은 물론 각급 학교 운동장들을 덮고 있는 아스팔트, 시멘트, 아스콘, 야자매트 등을 걷어내어 흙길의 산책로, 흙으로 된 운동장 등을 조성하고 곳곳에 세족 시설을 설치함으로써, 우리 국민 모두가 일상생활 속에서 언제든 맨발로 걷고 흙과 접지할 수 있도록 사회적 인프라를 구축해 나갈 것을 촉구하는 것이다.

그리하여 본서 《맨발로 걸어라》가 우리 국민은 물론 세계보건기구WHO를 중심으로 한 전 세계인들이 맨발걷기를 시작하는 계기가 되기를 바란다. 그렇게 모든 사람이 맨발로 걷고 땅과 접지함으로써 현재의 코로나19 팬데믹은 물론 혹시 또 닥칠 미래의 감염병이나 치명적인 만성 질병들로부터 자유로워질 수 있음을 믿기 때문이다.

포스트 코로나 시대, 인류건강의 혁명적 변화는 '맨발걷기'에서 시작될 것이다.

2021년 짙푸른 녹음 속 숲길에 맨발로 서서

차 례

제5장 포스트 코로나 시대의 맨발걷기 혁명

땅이 주는 치유의 선물
맨발로 걸어라

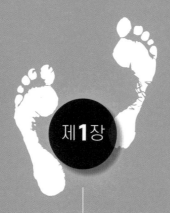

제**1**장

인류건강
최초의 발제:
맨발걷기

모든 운동 중에서 걷기가 최고다.
멀리 걷기를 습관화하라.

- 토머스 제퍼슨

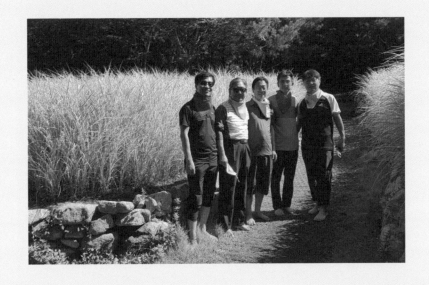

①
우리가 꿈꿨던
무병장수의 열쇠

인류는 지난 수천 년간 무병장수의 꿈을 이루기 위해 부단히 노력해 왔다. 수많은 의학 서적이 발간되었고, 그에 따른 수많은 민간요법과 약의 조제 및 처방 등이 전수되어 왔다. 하지만 아직도 근원적으로 예방되거나 치유되지 않는 치명적인 질병들로 인류는 여전히 고통받고 있고, 무병장수의 꿈은 지금도 요원한 상태다.

물론 지난 300년 의학의 눈부신 발전으로 수많은 질병에 대한 대증 치료법 역시 비약적인 발전이 있었다. 최근 암 치유의 생존율이 크게 높아졌고, 심혈관질환 등에 대한 의학적 처치의 성공적 시행은 그를 뚜렷이 증거한다. 그렇지만 우리에게는 여전히 그러한 질병들이 발생하지 않도록 예방하거나 그 발병 자체를 차단하는 방법을 발견하기 위한 좀 더 치열한 노력이 필요하다. 병원에서 수술을 받아도 또 수많은 약을 처방받아도 치유되지 않는 수많은 질병이 존재하고, 또 한의원에 가서 매일 대침을 맞아도 근원적인 치유가 되지 않고 통증이 계속되는 경우들도 많이 있기 때문이다.

그런데 저자가 2016년부터 시작해온 무료 숲길 맨발걷기로의 초대 프로그램인 '맨발걷기 숲길 힐링스쿨'의 여러 회원으로부터 숲길을 맨발로 매일 걷고 즐겼더니 두통이나 이명증, 비염 등이 자연스럽게 치유되었고, 족저근막염, 무릎 관절염이나 척추관협착증 등 근골격계 질환들이 치유되었다는 증언들이 나왔다.

그리고 재발한 비호지킨림프종 혈액암의 악성종양이 불과 2달여의 맨발걷기로 사라졌다는(이 경우는 병원의 항암과 임상 치료도 병행되고 있던 상황이었다) 회원, 갑상선암의 종양이 절반으로 줄었다는 회원, 다발성 가성 점액종(일명 충수암)의 암 종양들이 맨발걷기 5개월 만에 반이 사라졌고, 나머지 반은 크기가 줄어들었으며, 9개월이 지나며 그 나머지 반의 암 종양들까지도 다 사라졌다는 회원까지 있었다. 그러므로 제도권 의학계는 여전히 맨발걷기의 이 놀라운 효력에 대해 주목하고 있지 않지만, 맨발걷기의 이러한 경이로운 치유의 효과를 더 이상 부인할 수만은 없게 되었다.

한발 더 나아가 우리는 '숲길 맨발걷기'가 이제까지 수천 년의 제도권과 비제도권의 의학계가 꾸준히 추구해 온 '인류의 무병장수'라는 미완의 해결 과제를 찾는 새로운 실마리 하나를 제공하고 있다는 통찰에 이르렀다.

지난 2006년 '자연의 지압이론Natural Reflexology'에 근거한 저자의 졸 저《맨발로 걷는 즐거움》에 이어, 2010년 미국의 전기기술자 클린트 오버Clint Ober와 심장의학자 스티븐 시나트라Stephen Sinatra MD박사 등 이 공저한《어싱, 땅과의 접촉이 치유한다》를 통해 '접지Earthing 이론' 이라는 또 다른 한 과학적 근거가 제시되었다. 지난 2013년 스티븐 시나트라 박사 등 의학자들이 10명의 피실험자를 대상으로 실내에 들어온 접지선에 몸을 연결한 접지의 실험 결과를 발표한 논문으로 인해 그 의학적인 근거도 밝혀졌다.

또한 우리는 미국 의학자들의 접지를 통한 임상실험 결과들이 우리의 맨발걷기에 따른 놀라운 치유와 힐링의 결과와 그대로 일치한다는 사실을 확인하고, 저자의 2019년 두 번째 졸저《맨발걷기의 기적》으로 발표한 바 있다.

한편 동 당위를 실증적으로 입증하는 매우 중요한 새로운 사례가 최근 다시 확인되었다. 바로 '맨발걷기 시민운동본부'의 한 회원인 이용자 씨(여, 64세)의 사례다. 그녀는 2018년 가을 몇 달간의 맨발걷기로 수년간 앓고 있던 무릎 연골의 통증이 거의 치유되었다는 놀라운 소식을 전했다. 그런데 그해 겨울 한동안 그녀의 소식이 들리지 않아, 다음 해 3월 저자가 그녀에게 전화하여 치유의 경과를 물었다. 그랬더니 그녀는 겨우내 추위로 맨발걷기를 중단하여 무릎 통증이 다시 시작되었고, 대모산까지 걸어오기조차 힘들게 되었다는 안타까운 소식을 전했다.

그래서 저자가 "맨발로 걸으실 수 있는 봄이 왔으니, 이제부터 매일 맨발로 걸으시면 다시 치유가 될 것이다."라고 이야기하였다. 그 후, 실제 그녀는 지난 2019년 4월 1일부터 매일 양재천 흙길을 맨발로 다시 걷기 시작하였다. 그리고 이번에는 그녀의 남편도 직장에서 은퇴하고 매일 같이 맨발로 동행을 하였다.

그녀는 그렇게 다시 양재천 흙길을 매일 맨발로 걸은 결과, 약 한 달 반 만에 통증이 다시 왔던 무릎도 괜찮아졌을 뿐만 아니라 내내 통증으로 고생했던 오십견까지 호전되었다고 전했다.

거기에다 또 한 가지 놀라운 사실은 그녀 남편의 새로운 치유사례다. 그는 비염이 심해 밤에 자다가도 수시로 잠을 깨어 코 세척을 하고서야 잠이 들곤 하였는데, 맨발로 걸은 이후 "코가 막히는 일이 없어졌다."라고 전해왔다. 처음에는 오후에 한 번씩 같이 양재천에 나가서 맨발로 걸었었는데, 지금은 남편 혼자 아침에 양재천으로 나아가 맨발로 먼저 한번 걷고 오고, 오후에는 다시 남편의 성화로 두 분이 같이 맨발로 걸으러 나간다는 정겨운 소식까지 전해 주었다.

여기서 우리는 참으로 중요한 시사점을 읽게 된다. 첫째, 매일 맨발로 걸으면 근골격계질환은 물론 비염 등 기타 질병들이 치유된다(두통은 물론 안구건조증, 이명증의 치유부터 이번 비염의 치유까지 감안하면, 이제 머리 쪽 각 신체 부위의 맨발걷기로 인한 치유의 사례들이 완성단계에 들어섰다). 둘째, 그러나 일정 기간 맨발로 걷는 것을 중단하면, 질병에 따라서 또다시 동 질병들이 도질 수 있다. 셋째, 그리고 다시 매일 맨발로 걸으면 그러한 통증들이 다시 치유된다.

인간은 원래 맨발로 걷도록 설계되었다. 맨발로 걸으면서 인간의 몸은 건강한 상태를 유지하며 살 수 있게 창조되었다는 저자의 '조물주의 인간설계론'의 지론이 다시 한번 더 명확하게 실증되었다는 생각이다. 그래서 비록 평생 신발을 신고 살아 병이 생긴 사람이라 하더라도, 지금부터라도 맨발로 걷기 시작하면 위와 같은 이유로 웬만한 질병들, 즉 현대 문명병들은 자연스럽게 치유될 수 있다는 사실을 뒷받침한다. 그리고 맨발걷기야 말로 그러한 질병들이 발생하지 않도록 예방하거나 그 발병 자체를 차단하는, 이제까지 세상에 없었던 인류 최선의 건강증진 방법이라는 결론에 이르게 된다.

그러한 점에서 이제까지의 저자의 '맨발걷기 숲길 힐링스쿨'은 물론 '맨발걷기 시민운동본부'의 모든 회원의 위 혈액암, 갑상선암, 다발성 가성 점액종 등 각종 암을 치유한 증언은 물론 위 이용자 씨의 새로운 차원의 근골격계 치유의 증언은 맨발걷기가 우리 인류가 꿈꾸어 왔던 무병장수의 열쇠임을 다시 한번 더 명확하게 확인해 주는 귀중한 사례가 되었다고 하겠다.

2
왜 맨발걷기는 수천 년간
논의된 적이 없었을까?

　저자는 어린 시절 스스로 졸라 시골의 조부모님 밑으로 가서 자랐다. 당연히 매일 논두렁을 뛰고, 산을 오르내리고 뛰어놀며 컸다. 그러다 보니 수시로 날카로운 칼이나 낫에 손가락을 베이고, 찢기는 일이 다반사였다. 하지만 당시에는 오늘과 같은 상처 치료용 연고가 있을 리 만무했다. 그래서 보드라운 흙을 한 줌 쥐어서 피가 나는 상처에 뿌리곤 하였던 기억이 난다. 흙이 상처를 치유한다는 사실을 그 당시 어린 나이에 이미 알아차렸던 걸까?

　그렇다면 과거 인류의 문명 전 고대에는 어떠했을까? 똑같은 자연치유의 방법이 있었을 것이다. 오랜 경험을 한 나이 많은 사람이나 제사장 또는 승려들이 원시적이나마 각종 상처와 질병에 대한 응급처치 요령을 익혀 주변의 어려운 사람들을 치유케 하였을 것이다.

2006년 이부영 박사가 쓴 《의학개론》은 "질병이 언제부터 있었는지는 확실치 않다. … 병은 생명과 더불어 존재했을 것이라는 추정도 있다. 왜냐하면 병은 곧 생명현상의 일부기 때문이다. … 미셸 푸코Michel Foucault는 구석기시대의 의학은 의사 없이도 있을 수 있었을 것이라고 말하고 있다. 그것은 환자가 모두 스스로 의사라고 믿었기 때문이다. 의술의 시작은 본능적인 행위이었을 것이다. 개들도 위가 불편하면 구토를 일으킬 때까지 풀을 먹고 토해내듯이, 또한 원숭이가 가시를 뽑고 피를 멎게 하듯이, 인류도 단순한 본능적 행동으로 아픔을 완화하기 위해 손으로 비비거나 식물을 채취해서 쓰거나, 해와 물 등을 이용하여 처치를 하고, 그것이 효과가 있으면 구전되어 치료법을 발전시켜 왔을 것이라고 보는 것이다."라고 선사시대의 의학을 정의하고 있다.

실제 약 4000년 전인 BC 1750년 고대 바빌로니아의 인류 최초의 성문법전인 함무라비법전에 이미 "의사와 의료행위에 대한 법적인 규정이 자세히 기록되어 있다. … 특히 의사의 보수에 관한 조항이 있는데 법전 215장에 큰 수술로 환자를 고치거나 백내장을 수술해서 눈이 나으면 10제켈의 은銀을 받아도 좋다고 되어 있다. 5제켈은 1년간의 고급주택 임대료에 해당하며, 직공장職工長의 일당은 법전 274장에 의하면 1/30제켈이었다고 하니 막대한 돈이라고 할 수 있다."라고 서술하고 있음이 그를 증거한다.

3000년 전 중국의 황제내경도 "천인합일설天人合一說, 음양오행설陰陽

五行說 등 자연학에 입각한 병리학설을 주로 하고 실제 치료에 대한 기록은 적다. 영추는 침구鍼灸와 도인導引 등 물리요법을 상술하고 있다." 라고 기록하고 있다.

약 2500년 전 현 인류의 의학의 아버지라 불리는 그리스의 히포크라테스는 그의 저서에서 "대자연이 바로 의사이다." "대자연은 스스로의 치유법을 찾아내는 능력이 있다."라며 자연치유에 대한 믿음을 토로하면서, 주로 식이요법, 공기욕, 안마, 해수욕, 사혈 요법, 부항 등의 치료 방법을 사용했다고 기록하고 있다. 약은 주로 설사, 진정제 등에 사용했으며 약품의 종류도 그리 많지 않았다는 것이다. 그러나 그 어디에도 맨발걷기로 건강해질 수 있다거나 병이 치유된다는 기록은 나오지 않는다.

고대 말기와 중세시대를 지나 근대 초기까지 의학의 황제로 칭송을 받았던 인물인 약 2000년 전 이집트의 갈레노스(129~200)는 서양 의학의 역사에서 해부학과 생리학, 진단법, 치료법에 이르기까지 의학의 모든 분야에 걸쳐 1000년 이상 오랫동안 큰 영향을 끼쳤고 그 역시 해부학자로서 위대한 해부학 저서인 《해부 방법에 관하여》와 《인체 각 부위의 유용성》 등 2권을 집필하였다.

그 이후 이탈리아의 해부학자 모르가그니Morgagni G B는 서양 해부병리학의 아버지로 불리며, 이탈리아 파두아Padua대학교의 해부학 교수로 56년간 재직하면서 많은 나라의 수만 명 의과대학생을 가르쳤다. 그리고 약 350년 전인 1761년 서양 근대의학을 연《질병의 자리와 원인에 대하여De Sedibus et Causis Morborum》라는 기념비적 의서를 남겼다.

한편 약 500년 전 조선 시대 태의^{太醫} 허준은 1596년 선조의 왕명을 받아, 중국과 조선의 의서를 집대성하기 시작한 지 15년만인 1610년에 그 유명한 《동의보감》을 펴내었다.

한국학중앙연구원이 펴낸 한국민족문화대백과에 의하면, 동의보감은 기존 중국과 조선 의학의 핵심을 체계적으로 정리하였는바, 중국의 한나라에서 명나라에 이르는 200여 종의 문헌과 『의방유취』, 『향약집성방^{鄕藥集成方}』, 『의림촬요^{醫林撮要}』와 같은 수종^種의 조선 의서를 참고한 내용을 자신의 학식과 경륜에 결합하여 집대성한 것이다. 당시 의학의 경전이었던 『영추^{靈樞}』와 『소문^{素問}』의 정신에 따라 의학의 줄기와 가지를 잡고, 다양한 학설과 처방을 병의 증상 · 진단 · 예후 · 예방법 등으로 일목요연하게 정리하였다. 그 결과 《동의보감》은 출간 직후부터 조선을 대표하는 의서로 자리 잡았으며, 18세기 이후 국제적인 책이 되었다고 한다.

그러나 위의 다양한 기록들에서 '맨발걷기'의 효험과 중요성은 나타나 있지 않다. 서양 의학자들은 주로 해부, 병리학을 중심으로 의술을 발전시켜 왔기 때문에 질병이 생긴 후 그 대증적 치료요법을 중심으로 연구하였던 것으로 보이고, 우리의 동의보감은 병의 치료보다 병을 예방하거나 건강을 추구하는 양생의 정신을 강조하였다 하지만, 맨발걷기에 관한 기록은 저자가 아는 한 찾아볼 수 없다. 다만 동의보감은 "약보^{藥補}보다는 식보^{食補}, 식보보다는 행보^{行補}."라고 하여, 걷는 것이 먹는 것은 물론, 보약보다도 더 좋다는 사실을 지적하였지만, 그를 따로 맨발로 걸어 흙과 접촉해야 건강해진다는 점을 적시하지는 않았다.

결국 그동안 수많은 의학자가 수천 년 동안 인류의 무병장수를 위한 끈질긴 노력을 기울여 왔지만, 놀랍게도 우리가 딛고 서 있는 이 땅, 대지를 맨발로 걷고 접지하는 것만으로도 에너지가 충전되고, 각종 질병이 치유된다는 이 놀라운 '단순·용이·무해·무비용'의 건강법을 주목하지 못했다.

따라서 '맨발걷기를 통한 질병 없는 건강 세상의 구축'이라는 인류사적인 큰 임무가 저자와 '맨발걷기 시민운동본부'에 주어졌다고 생각하며, 그 점을 엄중하게 받아들이고 있다.

3
맨발걷기는 건강 세상의 꿈과 이데아를 좇는 길

앞글에서 '저자는 어린 시절 스스로 졸라 시골의 조부모님 밑으로 가서 자랐다'고 썼더니, 그를 읽은 다른 한 분이 "왜 어린 나이에 시골에서 살아가고 싶으셨을까요? 대부분 부모 곁을 떠나기 두려운 나이인데요….'하고 물었다.

이에 잠시 그 과정을 말씀드리고자 한다. 그 과정은 저자의 평생을 꿰뚫고 있는 꿈과 이데아를 찾아가는 구원救援의 길이기도 하기 때문이다.

지금으로부터 약 66년 전 부산에 살던 저자의 부모님과 어린 형제들은 반 트럭(당시 '쓰리쿼터'라고 불렸다)의 뒤칸에 앉아 조부모님이 살고 계시는 지리산 밑 함양으로 올라갔다. 조부님의 회갑연에 참석하기 위해서였다. 당시 저자는 3살이었기 때문에 당연히 모친의 무릎에 안겨 가고 있었다.

그런데 차가 진주 근처 산골을 돌아 달릴 때 찻길(당시는 '신작로'라 불렸다) 양쪽에 붉은 진달래꽃들이 만개한 붉은 산등성이들이 나타났고, 마침 그때 진달래꽃을 한 아름 꺾어 안고 그 산등성이를 내려오고 있던 작은 소녀의 모습이 어머니 무릎에 안겨 있던 저자의 어린 눈에 번쩍 들어왔다. 그때 그 진달래꽃밭 속 진달래를 한 아름 안은 작은 소녀의 모습이 너무나 인상적이었고, 그 장면이 3살짜리 저자의 눈과 뇌리에 깊이 각인되었다. 어쩌면 그것은 저자가 태어나서 처음 갖는 이데아의 한 모습이었다.

그로부터 3년이 지난 후, 저자가 6살 되던 때 고향의 일가친척 아저씨 한 분이 저자가 살던 부산 집을 방문하셨다. 바로 그때 3년 전 어머니 무릎에 안겨 보았던 붉은 진달래꽃을 한 아름 안은 그 작은 소녀와 붉은 진달래꽃들을 기억해 내었다. 그리고 저자는 즉시 무슨 일이 있더라도 그 아저씨를 따라 함양으로 다시 올라가야 한다고 생각하였다. 어린 저자의 마음에 그 소녀를, 그 붉은 진달래꽃이라는 이데아를 다시 만나기 위함이 아니었을까 싶다.

그래서 그 아저씨를 무작정 따라나섰다. 그리고 그날 밤 다른 친척 집에서 유숙하는 아저씨 옆에서 떨어지지 않고 내일이면 함양으로 올라간다는 사실에 가슴이 설레어 있었다. 그날 밤 어머니가 다시 달려오셔서 집으로 돌아가자고 끈질기게 종용하셨지만, 그를 끝내 거절하고 다음 날 그 아저씨를 따라 함양으로 홀연 따라나섰다.

그것이 바로 저자가 그로부터 5년간 할아버지, 할머니 밑에서 시골생활을 하게 된 계기였다. 그리고 그로부터 시골의 대자연을 배경으로 일어나는 각종 삶의 아련한 모습들이 저자의 삶의 근저를 이루게 되었다. 그것은 어쩌면 어린 나이에 도시 생활을 했더라면 가지기 어려웠을 서정적이고 목가적인 삶의 방식의 한 배경이 되지 않았나 싶다.

그리고 동시에 붉은 진달래꽃을 한 아름 안은 그 소녀는 바로 저자가 좇고 추구하는 이데아의 한 상징이 되었다. 그래서 한번 옳다고 판단하는 일이 생기면 무슨 일이든 그 일을 끝까지 밀고 나가는 그런 삶의 한 원동력이 되지 않았나 싶다.

그 이후 저자의 삶과 사회생활에서 두 가지의 큰 꿈이 저자가 추구하는 진달래를 한 아름 든 소녀의 모습으로 등장하였다.

그 첫 번째는 금융인으로서 세계 시장을 정복한다는 그런 꿈이었다. 그래서 젊은 나이에 헝가리로, 폴란드로, 유럽의 대평원을 말 달리며 곳곳에 적은 규모이지만 금융의 성곽을 성공적으로 구축하고, 우리의 태극기를 휘날리게 되었다. 하지만 귀국 후 우리나라 금융회사의 세계화를 이루고자 하는 마지막 꿈에서 타의에 의한 좌절의 쓴맛을 보게 되었다. 저자가 꾸는 꿈이 다른 이들의 사적 야망의 덫에 걸려 그를 넘지 못하는 커다란 시련으로 등장하였기 때문이다. 결국 위 첫 번째 꿈을 이루기 위해 무던히도 노력하던 시련의 과정에 제2의 새로운 꿈이 잉태되고 태동하기 시작하였다.

그 두 번째는 바로 '맨발걷기를 통한 건강 세상의 구축'이라는 새로운 꿈이다. 바로 저자의 '맨발걷기 숲길 힐링스쿨'과 '맨발걷기 시민운동본부'의 꿈이기도 하다. 그것은 저자만의 꿈이 아니라 회원 및 독자 여러분들과 같이 꾸어 가는 꿈이다. 이 시대를 같이 살아가는 우리 국민, 더 나아가 전 세계인들이 맨발걷기를 통하여 질병의 고통 없는 건강한 세상을 향해 나아가야 한다는 당위이자 간절한 소망인 것이다.

우리는 그 첫걸음을 성공적으로 이루어 나가고 있다. 지난 5년 맨발로 걸은 회원 여러분들이 이뤄낸 놀라운 치유의 증언들이 그를 중거하고 있고 또 확인시켜 주고 있는 것이다.

지난 수천 년간 이루지 못했던 질병의 고통 없이 무병장수하는 인류의 꿈이 마침내 땅, 흙과의 지압reflexology 및 접지earthing를 통한 맨발걷기를 통해서 구현될 수 있다는 가능성을 인류의 역사상 처음으로 우리가 열어 보이고 있다. 바로 맨발걷기를 통한 질병의 고통 없는 건강 세상 구축의 꿈이다.

궁극에 우리의 맨발걷기는 앞으로 인류의 건강을 위한 전에 없던 새로운 건강증진법으로 공식적으로 기록됨으로써, 지난 수천 년 인류의 건강증진사에 새로운 지평을 열게 되리라는 믿음이다.

결국 지난 60여 년 전 저자의 꿈과 이데아가 이제 독자 여러분들과 같이 꾸는 더 큰 꿈으로 다져지고 확산되며, 맨발걷기를 통한 인류의 진정한 건강증진법으로 또 '맨발걷기 혁명'으로 뚜렷이 자리매김할 날이 머지않았다고 믿는다.

❹
고정관념을 벗어 던지면
혁명이 시작된다

　저자는 얼마 전 놀랍게도 자신의 무서운 고정관념을 깨달았다. 3개월 동안 식이요법 다이어트를 한 덕에 바지 허리가 헐렁해졌고, 혁대를 끝까지 채워도 바지가 흘러내릴 참이었다. 그런데 시간이 없어 그 혁대에 구멍을 뚫는 집을 찾아갈 틈이 없었다. 그러다 어느 날 백화점에 들른 길에, 옷 가게에서 구멍을 뚫어 달라고 부탁을 하였더니, 가게 주인이 "구멍을 뚫는 대신에 혁대 버클 쪽을 풀어, 가죽 끝을 조금 자르고 다시 끼워 넣으면 쉽게 해결되는데요."라며 즉각 그것을 잘라 주었다. 저자는 "그 단순한 사실을 꿈에도 생각 못하고 있었다니…. 무조건 구멍을 뚫어야 한다는 그런 고정관념이 어디서 나왔지?"하며 스스로 놀라고 말았다.

이처럼 우리의 일상생활에서는 착각 또는 고정관념에 사로잡혀 잘못 생각하거나 일을 그르치는 경우가 너무나 많다. 어쩌면 지식인일수록 자신의 틀에 박힌 고정관념의 노예가 되어 있는 경우가 더 많은 것은 아닐까? 자신의 생각에 대한 확신이 더 큰 만큼 그것이 아집이 되어 웬만해서는, 아무리 주위에서 권하여도, 그를 도저히 바꾸기 어렵게 되기가 다반사이기 때문이다.

그렇다면 우리가 아무 생각 없이 신발을 신는 이유도 이 때문은 아닐까? '맨발로 걸으면 위험하다' 등 고정관념이 평생 우리의 뇌리에 박혀 있는 것이다. 그러한 고정관념 때문에 사람들은 부도체인 고무 밑창을 댄 신발을 신어왔고, 그 결과로 어느 날 속병이 들어 시름시름 앓게 되거나, 근골격계가 뒤틀어져 각종 통증에 시달리는 등 인간이 창조된 태초 이후 불과 수백 년 전까지 없던 현대 문명병들로 고통을 받게 되었다는 사실조차도 까마득히 모르고 사는 것이다.

그래서 신발을 벗고 맨발로 걸으라 권하면 많은 사람이 불안해하고 두려워한다. 저 지저분한 길을 맨발로 걸어서 되는가, 병균에 감염되지 않는가 등의 돌이킬 수 없는 고정관념과 돌이키기 어려운 착각에 사로잡혀 살고들 있는 것이다.

그런데 신발을 신어야 한다는 고정관념을 깨고 나면, 맨발로 걷는 가장 단순하고 용이하고 무해한, 일체 무비용의 새로운 건강 세상의 길이 열린다. 즉 혁대의 마지막 칸을 더 당겨서 한 구멍을 더 뚫어야만 한다는 고정관념에서 벗어나 혁대의 끝부분인 버클 쪽을 그만큼 잘라내기만 하면 해결된다는 그 단순한 사실을 저자가 오늘에서야

깨닫게 된 것과 전혀 다를 바가 없는 것이다.

그래서 저자는 만나는 사람마다 "맨발로 걸으세요. 그러면 건강하게 삽니다. 그리고 지금 앓고 있는 모든 질병으로부터 해방되고 치유될 수 있습니다."라고 이야기한다. 그 사람의 건강한 삶을 위해서, 그 사람이 행복해지는 것을 바라면서 맨발로 걸을 것을 강력하게 권유하는 것이다. 그것은 나만이 아니라 주변 사람들도 건강하게 살았으면 좋겠다는 이타행과 우분투Ubuntu 정신(나 자신뿐 아니라 모두가 행복해야 한다는 공동체 정신)의 실천이기도 하지만, 신발을 신어야 한다는 그 단순한 고정관념과 착각을 깨기 위한 노력이기도 하다.

그런데 세상에는 또 다른 고정관념들도 많다.

얼마 전 대학병원에서 은퇴한 한 암 전문의 친구를 만났다. 그는 보기에도 준수한 얼굴에 믿음직한 의사 선생님으로서의 틀을 다 갖추고 있다. 그를 만나서 그에게 잠시 이야기했다. "자네는 환자를 치료하는 의사로서 평생을 보냈고, 이제 은퇴하셨으니 마음을 여시고 내 말을 한번 들어 보시게. 최근에 우리 '맨발걷기 숲길 힐링스쿨'을 통해서 많은 회원이 다른 병원 치료를 받지 않은 상태에서 치유된 사례들이 많이 생겨나고 있어. 그 치유의 근거가 지난 2010년 미국에서 발견된 접지 이론에 따라 신발을 벗고 맨발로 접지하면 몸속의 활성산소들이 중화되고 소멸된다는 사실의 확인이야. 그래서 암의 원인을 제공하는 활성산소가 신발을 벗고 접지하게 되면 중화되고 소멸되는 과학적인 근거에 따라서 우리 회원들의 암이 치유되고 있다네. 그래서 우리는 주변 사람들에게 신발을 벗고 맨발로 걸음으로써 활성산소를 매일매일 소멸시키도록 권하고 있어. 그리하면 암환자는 치유되고, 암에 걸리지 않은 건강한 사람들도 암으로부터 근원적으로 예방되는 그러한 삶의 방식을 택하길 권하고 있는 것이지."

그랬더니 그 인자한 모습의 의사 친구가 갑자기 표정이 굳어지더니, "무슨 소리를 하는 거야. 그러한 예가 얼마나 된다고 그것을 일반화하여 이야기하는가? 수많은 사례를 가지고, 실험을 통해 과학적인 입증이 되어야 그 주장이 근거가 있는 것이네. 그리고 암의 치유는 반드시 정확한 처방에 따라 정확한 약을 투여해야 하는 것이지 그렇게 맨발로 걸으면 치유된다고 일반화하여 이야기할 수는 없는 것이야. 그것은 마치 한 종교 집단의 이야기나 다를 것이 없네."

그 친구 의사의 이야기를 듣고 저자는 엄청난 충격을 받았다. 우리가 통상 생각하는 좋은 의사 선생님은 암환자가 발생하면 거기에 맞는 약을 처방하거나 방사선 치료를 하게 하는 것이 당연한 치료의 순서라 여긴다. 평생 약 40년 의사로서 환자의 처치를 해 온 당연한 결과이기도 할 것이다. 약물이나 방사선치료의 처방에 따라 치유된 사람도 있고, 사망하거나 고통을 받고 사는 사람들도 있었을 것이다. 그렇지만 환자는 반드시 약으로 치료한다는 무서운 고정관념이 그를 지배하고 있었던 것은 아닐까 생각을 해보았다. 즉 맨발로 걸으면 위의 접지 이론에 근거, 암이 자연스럽게 치유된다는 소리는 그에게는 아예 들리지 않는 것이었다. 그래서 더 이상 이야기할 수 없었다. 그는 귀를 아예 닫고 있기 때문이었다.

이번에는 불면증을 앓고 있는 한 사람의 이야기다. 그가 지독한 불면증으로 오랫동안 고생을 했다고 하여 저자가 맨발로 걸으면 좋다 했더니 그도 매일 혼자서 맨발로 걷고 있다고는 하였다. 그런데 맨발로 걷고 나면 졸음이 와 잠깐 낮잠을 자고 나면 또다시 정신이 말똥말똥해진다는 것이었다. 그래서 "낮에 맨발로 걷지 말고, 저녁 먹고 난 후에 가능하면 집 근처의 흙길을 찾아서 맨발로 걸으세요. 그리고 가능하면 까치발 걸음으로 걸으세요. 까치발 걸음으로 약 1시간 걷고 나면 잠을 푹 잘 수 있게 될 것입니다."라고 이야기해 주었다.

그런데 그는 지금 자신에게 약 처방을 해주는 의사가 우리나라 최고의 불면증 치료의 권위자라는 것이었다. 그리고 그 의사로부터 두 가지 약을 처방받고 있고, 그 덕에 잠을 잘 수가 있다는 것이었다. 그래서 저자가 "약을 맹신하지 마세요. 자칫하면 그 약에 중독이 되어 평생 그 약에서 벗어날 수 없게 될 수도 있습니다. 그러니 맨발로 본격적으로 걸으면서 특히 밤에 까치발 걸음을 해보세요. 그러면 약 안 먹고 잠을 편히 잘 수 있습니다."라고 말하여 주었다. 그랬더니, 그는 "무슨 소리를 하세요! 불면증에 대한 우리나라 최고의 권위자 선생님의 처방을 따라서 조금이라도 자겠습니다."라고 말하였다.

병에 걸렸으면 무조건 의사의 처방을 받아, 약을 먹어야 치료된다는 그러한 생각이 그의 머릿속에 확고한 고정관념으로 자리 잡은 것이었다. 그리고 그 역시 다른 이야기에는 아예 귀를 닫았다. 어쩌면 과거 30년간 신경과 약에 중독되어 몸과 정신이 완전히 망가졌던 저자의 또 다른 회원의 과거를 연상케 한 가슴 아픈 현장이었다.

한편 최근 우리나라 노인들의 '메디컬라이제이션^{medicalization}'이 사회적인 병리 현상의 하나로 대두되고 있다. 우리나라 노인들의 상당수는 몸에 조그마한 이상증세가 나타나도 병원으로 달려가고, 마치 출근하듯 병원에서 시간을 보낸다. 그리고 한의원에 가서 침 맞고 뜸 뜨고, 약을 지어 먹고 하는 일들이 일상의 한 생활 패턴으로 굳어져 가고 있다. 많은 사람이 조금이라도 몸이 아프면 무조건 병원에 가서 의사의 처방을 받아야 살 수 있는 길이 열린다 이렇게 생각들 하는 것이다.

같은 맥락에서, 우리나라 보건당국도 한 일간 신문에 "이제 병원비 걱정은 싹~ 지우세요! 병원비 걱정 없는 든든한 나라."라는 광고를 실은 적이 있다. 몸이 아프면 무조건 병원에 가서 치료받고, 그 비용을 국가가 다 대주겠다는 광고였다. 거기에는 질병을 예방하고 치유할 수 있는 근원적인 방법을 찾기보다는, '병이 들면 무조건 병원에 가서 치료를 받아야 한다'라는 고정관념이 있었다.

여기서 우리는 다시 한번 확인한다. 그러한 고정관념을 깬다는 것이 얼마나 중요한 일인가를… 그리고 그 고정관념을 깨어야만 새로운 세상이 열린다는 사실을 우리는 여기저기서 확인하고 또 확인하는 것이다.

⑤
맨발로 걷느냐 아니냐는
생과 사를 가르는 치명적 차이

　윤세영 수필가는 〈일상의 기적〉이라는 글에서 건강하게 살다가 어느 날 갑자기 몸이 불편해질 때 느껴지는 그 안타까움과 불편함을 기록하였다. 아침에 자리에서 일어나 걸을 수 있다는 당연한 사실이 바로 살아있음의 기적이라는 깨우침의 발견을 서술함으로써 건강하게 산다는 것이 얼마나 중요한 것인지 평소에 그를 잊고 사는 사람들의 무심함을 에둘러 죽비처럼 내려치는 그런 글이다.

　그러나 운동하더라도, 맨발로 걷느냐, 등산화를 신고 걷느냐의 차이는 단순한 몸의 불편함의 차원을 넘어서서 생과 사의 경계를 가르는 결정적인 원인을 제공하기 때문에 우리는 그 차이를 다시 한번 심각하게 비교해 보아야 한다.

얼마 전 조옥순 씨(여, 68세)가 뇌출혈 증세로 병원을 찾았다. 다행히 증세를 자각한 지 30분 만에 병원에 도착하여 즉각적인 응급처치를 받을 수 있었고, 치명적인 상황은 넘겼다. 그리고 그 이후 저자와 함께 맨발로 걸어 3주 만에 왼쪽 발에 힘이 들어간다며 발로 땅을 쾅쾅 차기 시작하였다. 그 후 1~3개월 사이에 왼쪽 뺨부터 목, 팔, 발까지 순차적으로 마비가 풀려 내리면서 이제 왼쪽 반신마비가 풀려 거의 다 정상으로 돌아올 수 있었다. 맨발로 걷는 경이로운 치유의 힘을 상징적으로 보여주었다.

그러나 안타까운 일도 있었다. 평소 운동을 많이 하여 매우 건강했던 저자의 고교 3년 선배가, 미국에 아들을 보러 가서 2주간 여행을 잘하고 귀국하자마자 갑자기 찢어지는 가슴의 고통을 못 이겨 병원에 입원했더니 급성 백혈병이라는 진단이 나왔다. 일종의 혈액암이었다. 그런데 그는 발병한 지, 불과 2주 만에 심각한 통증으로 고통스러워하다 숨을 거두고 말았다.

그는 평소 운동화를 신고 운동을 많이 하였는데, 만약 그가 맨발로 숲길을 걸었더라면 결과는 어떠했을까? 만약 그가 진작 맨발로 숲길을 걸었더라면 당연히 활성산소가 매일매일 몸 밖으로 빠져나가면서 암세포의 공격을 사전에 방지할 수 있었을 것이고, 설령 걸렸다 하더라도 바로 치유되었을 것이다. 거기에다 숲길 위에 널려 있는 돌멩이, 나무뿌리, 나뭇가지 등이 맨발바닥을 자극하고, 그에 따라 발바닥의 혈액 펌핑 기능이 활성화됨으로써 혈액이 왕성한 속도로 순환함과 동시에 땅 속 생명의 자유전자의 몸속 유입으로 인해 혈액이 묽어지고 깨끗이 정화됨으로써, 아마도 그러한 혈액암에 걸릴 수 있는 취약한 신체적 환경 자체가 조성되지 않았을 것이다.

위와 같은 사례들은 모두 맨발로 숲길을 걷지 않거나 땅과의 접지가 차단된 상태의 삶의 방식에서 비롯된 현대 문명병의 일종이라는 생각을 떨칠 수가 없다.

우리가 맨발로 숲길을 걷는다는 것은, 즉 당초 조물주가 설계하신 바대로 살아가는 '숲길 맨발걷기'의 삶의 방식을 취한다는 것은, 치명적인 현대 문명병의 돌연한 감염과 발병 및 사망에까지 이르는 것을 사전에 방지한다는 데 큰 의학적, 생리학적 의의가 있다. 그런 점에서 우리는 매일매일 숲길 맨발걷기로 치명적인 현대 문명병의 예방에 가장 효율적, 이상적으로 대처하고 있다고 감히 말할 수 있겠다.

결국 숲길을 맨발로 걷는 사람과 걷지 않는 사람의 차이는 단순한 불편 여부의 차원을 넘어 생과 사를 가르는 결정적 원인을 제공한다는 통찰에 이른다.

6
맨발걷기,
내 인생의 게임체인저

　네이버 카페 '맨발걷기 시민운동본부'는 저자가 쓰는 매일의 아침 편지 이외에 일주일에 한 번씩 회원들이 쓰는 아침편지 코너가 열린다. 맨발걷기에 따른 치유의 놀라운 기적과 같은 체험들, 사례들을 나눔으로써 한 사람이라도 더 많은 사람에게 맨발걷기의 정신을 고취하고 계몽하자는 취지다.

　그중 대표적인 글을 아래에 하나 소개한다. 어쩌면 공연히 몸과 마음이 쳐지거나 이곳저곳이 아픈 중장년 이후의 많은 분에게는 눈이 번쩍 뜨이는 좋은 팁이 될 수도 있겠다 싶어 그대로 전재한다.

맨발걷기 두 달간의 결과를 말씀드립니다.

 우재   댓글   URL 복사   ⋮

안녕하세요, 회원 여러분! 좋은 아침입니다.

맨발걷기 두 달간의 결과 중 몇 가지를 간추려 일단 말씀드리고자 합니다. 미리 밝힐 점은 섭외를 받고, 저의 사례가 저에게는 큰 치유이지만 다른 분들에게는 주목을 끌 만한 드라마틱한 증상들이 아니어서 사양했으나 맨발걷기의 '효과'에 포커스를 맞추면 나름 의의가 있다고 생각하고 사실대로 말씀드리기로 했습니다.

제가 맨발걷기에 입문하게 된 동기는 유력 신문 기사를 보고 이게 뭔가 있다 싶어 감이 왔고 바로 박동창 회장의 저서 《맨발걷기의 기적》을 구입하여 여러 번 정독했습니다. 저서 내용이 사실(팩트)로 뒷받침되고 맨발 치유의 원리가 너무나도 과학적이었습니다. 여러 번 정독한 후 확실한 신념이 섰고 바로 시작했죠. 2020년 10월 10일입니다.

사실 그동안 아파트 계단 오르기, 헬스, 골프, 걷기 등등 운동도 많이 했고, 몸에 좋은 음식을 챙겼고, 영양제도 골고루 복용했습니다. 즉 건강에 엄청 신경 쓰고 살았어요. 그런데 직업상 책을 많이 읽고, 논문을 많이 쓰고, 컴퓨터를 많이 다루어서 그런지 늘 소화불량이고, 밥맛이 없어 어쩔 수 없는 소식으로 체력은 저하되고, 수면 시 늘 상체의 땀 때문에 옷을 네다섯 번씩 갈아입었고, 밤에 소화가 안 되면 리클라이너 안락의자에 한동안 앉아 있곤 했어요. 키 174㎝에 몸무게가 늘 60kg 미만이었습니다.

더 나아가 밤에 자다가 발에 쥐가 나기도 하고, 몸에 오한이 들기도 했어요. 그리고 늘 추위에 시달렸어요. 이렇게는 더이상 안 되겠다 싶을 정도였습니다. 체력과 면역력이 자꾸 떨어져 가는 느낌이었습니다. 그러다가 앞서 말한 대로 박동창 회장의 저서 내용을 전적으로 믿고 맨발걷기를 시작했습니다.

그리고 이어서 은사 접지 침대시트 퀸, 더블 3개, 동망 접지패드 3개, 접지 베개커버, 종아리밴드 및 손목밴드 5개 등을 구입하여 집과 지인 집 등에 장착했습니다. 적당히가 아니라 본격적으로 입체적으로 하겠다는 저의 의지의 표현이었습니다.

그리고 매일매일 오전에 2시간, 오후에 40분 동안 맨발걷기를 실시했어요. 꾸준히 했습니다. 그리고 구입한 접지 제품들을 최대한 사용했습니다. 침대에서는 시트를, 의자에 앉아 있을 때는 동망접지패드를, 지압판 위에서는 손목밴드를 사용했습니다. 그러니까 하루 24시간 중 접지 시간을 최대화하고 비접지 시간을 최소화하는 쪽으로 밀고 갔어요.

그런데 정말 이게 무슨 일입니까? 처음 시작할 땐 사실 암 예방이나 심혈관질환 예방 등 좀 더 멀리 보고 큰 목적과 기대를 가지고 시작했는데 전혀 기대하지도 예상하지도 않았던 작은 것들부터 획기적으로 빠르게 변화가 오기 시작했습니다. 한 달도 못 되어 위에 적시했던 증상들이 나도 모르게 어느 날 사라지거나 개선되기 시작했어요. 깜짝 놀랐습니다. 그렇게도 언제나 추위에 시달렸던 몸은 발바닥이 따끈따끈하고 체온이 올라 어떤 추위도 이겨낼 수 있게 되었습니다. 입맛은 청년 시절로 돌아온 듯해요. 음식 고유의 맛을 맛있게 느끼고, 그렇게도 힘들었던 소화력도 크게 개선되었습니다. 소화력이 개선되다 보니 손발에 탄력이 붙어갑니다. 손발에 강력한 힘이 생기고 체력은 올라 일일 2만보 이상을 걸어도 정말 거뜬합니다. 밤에 땀, 이것 또한 정말로 거짓말처럼 완벽히 사라졌습니다. 쥐 나는 것도 오한이 드는 것도 옛날얘기가 됐습니다.

아무리 생각해도 참으로 신기합니다. 제 몸의 변화에 집사람도 놀라고 접지 제품을 선물해줬던 지인도 놀랍니다. 이건 저서명의 '기적'이란 단어 외에 달리 표현할 수가 없을 듯합니다. 그리고 제 삶의 매순간이 희열이고 행복하다고 느낍니다. 즉 신체 변화 외에 정신적으로도 건강해진 것 같아요. 그래서 매사에 자신감이 넘칩니다.

위 여러 증상을 다른 방법으로 하나하나 치료하려면 얼마나 긴 시간 치료해야 할까요? 또 과연 다른 방법으로 치유가 가능하긴 할까요? 맨발걷기 하나로 경제적으로 짧은 시간에 일거에 모두 다 치유했습니다.

곰곰이 생각해 보니 맨발걷기는 영육을 동시에 치유하는 신비한 힘을 갖는 듯합니다. 다른 방법이 없습니다. 오직 맨발걷기입니다. 맨발걷기 두 달이 지난 지금 저는 완전히 다른 사람이 되어 있습니다. 여기서 적시한 증상과 치유된 것들은 대표적인 것들이고 기타 치근이 단단해진 것 등 모든 것들이 저서에 나와 있는 그대로 치유되고 있습니다.

여기서 잠시 생각해 봅니다. 만일 우리 국민의 의식이 바뀌고 대한민국이 국가적으로 맨발걷기를 정책화한다면 우리 주변의 걷는 길은 건강한 흙길로 복원될 것이고 우리도 좀 더 편리하게 맨발걷기를 할 것입니다. 그리고 현재의 의료산업 자체에 큰 변화가 올 것이 분명합니다. 국민은 대부분 건강해질 것입니다. 의료비는 획기적으로 줄어들 것입니다. 삶이 희망차고 행복해질 것입니다.

혼탁한 저수지가 맑아지기 위해선 어디선가 조그마한 발원지 도내기샘이 솟아나야 하는 법입니다. 중국의 거대한 황하강도 그 발원지는 조그마한 샘물입니다. 우리는 그 발원지에 해당한다 생각하는데 과장일까요! 이 맨발걷기 운동이 국가적으로 채택되기를 희망한다면 과도한 것일까요!

제게 2020년은 특히 어려운 한 해였습니다. 하지만 박동창 회장을 만난 것이 제 인생의 게임체인저였습니다. 박동창 회장께 진심으로 감사드립니다. 이제 제 인생길에 큰 병에 대한 걱정 같은 것들은 없습니다. 왜? 맨발걷기라는 강력한 무기가 생겼기 때문입니다. 길은 정해졌습니다. 이 길을 굳건히 걸어갈 것입니다.

그간 즐겼던 골프도 과감하게 놨습니다. 연습 시간에 맨발걷기해야 합니다. 두 달간의 확인이 끝나고 이제 시작입니다. 아직 초보 상태로 맨발 인생 투어에 나섭니다.

– 맨발걷기 시민운동본부 회원 우재

땅이 주는 치유의 선물

맨발로 걸어라

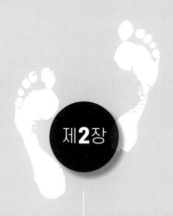

제**2**장

맨발걷기와
접지의
이론체계

약을 써서 몸을 보호하는 약보(藥補)보다
좋은 음식으로 원기를 보충하는 식보(食補)가 낫고
식보보다는 걷는 행보(行補)가 낫다.

- 동의보감

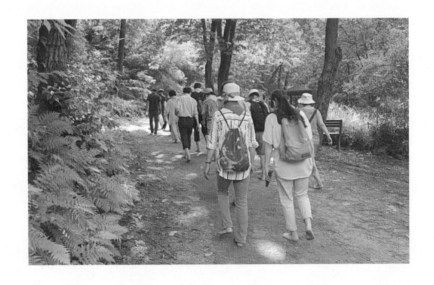

❶
맨발걷기와 접지
그리고 건강

우리는 현대를 살아가면서 수많은 건강상의 문제들과 질병의 고통에 시달리고 있다. 공연히 힘이 없다거나 식은땀이 나는 등 일상의 생활 습관에서 오는 소소한 질병들부터 각종 암까지…. 아직도 많은 사람이 하루가 다르게 사망하거나 항암의 고통 속에 신음하고 있다. 또한 고혈압, 고혈당 등 대사성질환에 시달리는 사람들도 넘쳐나고, 류마티스 관절염이나 다발성경화증, 섬유근육통과 같은 무서운 자가면역질환들에 시달리는 사람들도 많다.

현대인들이 이러한 질병의 질곡 속에서 살아가게 된 원인의 대부분이 바로 접지의 차단 때문이다. 이미 앞선 내용으로 충분히 알게 된 독자들도 있겠지만, 여기서는 '맨발걷기'와 '접지'라는 용어를 간단하게 정리하고 넘어가도록 한다. 먼저 '맨발걷기'란 쉽게 말해서 신발을 신지 않고, 맨발로 걷는 행위 자체를 말한다. 그리고 접지는 문자 그대로 '땅과 접촉하는 행위(직접 접촉하지 못할 때는 접지선이 달린 접지패드를 이용하기도 한다)'를 의미한다.

우리가 항상 부도체의 신발을 신고 살아갈 뿐만 아니라 땅과의 접지가 차단된 고층 아파트에 거주하면서 끊임없이 몸안에서 생성되는 활성산소들이 중화되지 못하는 일이 발생한다. 이 활성산소들은 몸안을 돌며 성한 세포를 공격하여 각종 염증이 생기고, 그 염증들이 혈관을 타고 돌면서 사람마다 각각 다른 신체 부위에 각종 만성 질병을 초래하게 되는 것이다. 그래서 그러한 질병들을 현대 문명병이라 지칭한다.

저자는 지난 2001년 단지 신발을 벗고, 맨발로 숲길을 걷는 일만으로도 그 모든 질병이 치유됨을 스스로 몸과 정신의 변화로 확인하였다. 그리고 그를 나 혼자서만 알아서는 안 되겠다는 생각으로 지난 2006년 《맨발로 걷는 즐거움》이라는 최초의 맨발걷기 이론서 겸 응용서를 출판하였다. 그리고 동 저서에서 지압 이론에 근거한 '자연의 지압Natural Reflexology'을 그 치유의 이론적 근거로 제시하였다.

그로부터 10년 후인 지난 2016년 저자는 서울 강남의 대모산에 '맨발걷기 숲길 힐링스쿨' 프로그램을 개설하고, 수많은 사람을 맨발 걷기를 통한 질병의 고통 없는 건강 세상으로 안내하였다. 그 과정에 많은 사람이 단지 신발을 벗고 매일 맨발로 걷는 일만으로 암이나 고혈압, 고혈당, 섬유근육통과 같은 자가면역질환 등 각종 질병에서 나아졌을 뿐만 아니라 족저근막염, 무릎 관절염, 척추관협착증 등 근골격계질환으로부터 자유로워지며 살아가는 기쁨과 생명의 환희를 노래할 수 있게 됨을 확인해왔다.

그 과정에 이러한 오묘한 맨발걷기의 치유 효과는 단순한 '자연의 지압'을 넘어서는 어머니대지, 즉 땅에 소위 말하는 지기地氣와 같은 생명의 기운 내지는 치유의 에너지가 존재할 것이라는 당위에 주목해왔다. 그러던 중 2010년 미국의 전기기술자 클린트 오버Clint Ober와 심장의학자 스티브 시나트라 박사Stephen Sinatra, MD 등이 저술한《어싱, 땅과의 접지가 치유한다》는 책을 접하고 그 안에 기술된 놀라운 접지Earthing 이론을 확인하게 되었다.

이에 이전의 '자연의 지압' 이론에 동 '접지' 이론을 보완하여 지난 2019년 4월 두 달 안에 아픈 곳이 나아지는《맨발걷기의 기적》이라는 책으로 출판하였다.

그로부터 더 많은 사람이 맨발걷기에 동참하게 되었고, 맨발걷기에 따른 치유의 범위도 다양해지면서 많은 사람이 맨발걷기에 따른 치유의 기적과 기쁨을 향유하고 있다.

하지만 동시에 바쁜 현대의 생활 때문에 맨발걷기를 충분히 실천하지 못하는 경우나 각자 일상에서 부딪히는 수많은 스트레스로 인해 몇몇 과거에 앓던 질병들이 재발하거나 새로운 병증들이 발현하는 등 안타까운 상황들도 잇달아 발생하였다.

이에 실제 맨발로 걷기가 어려운 노약자들이나 바쁜 일상의 학생, 직장인들을 위해 집이나 사무실에 들어온 접지선에 우리의 몸을 연결함으로써 맨발로 땅을 걷는 것과 같은 접지효과를 향유할 수 있도록 제공하는 방법을 찾아내기에 이르렀다.

관련하여 왜 우리가 맨발걷기를 해야 하는지, 그리고 실내에 들어온 접지선을 활용한 접지는 어떠한 보완적 효력이 있는지를 조금 더 정확히 설명할 필요가 있어, 그간 미국에서 여러 학자와 의사들에 의해 발표된 20여 편의 논문과 보고서 등 내용을 종합하여 아래와 같이 맨발걷기와 접지의 이론체계를 정리하여 밝히고자 한다.

2

자연의 지압 이론
Natural Reflexology Theory

우리가 맨발로 숲길을 걸으면, 숲길의 돌멩이, 나무뿌리 등 자연의 질료들이 우리의 맨발바닥에 분포된 온몸의 장기들의 지압점들을 끊임없이 무차별적으로 지압해 준다. 그 결과 발바닥의 지압점과 연결된 장기들에 혈액이 왕성하게 공급되면서 천연의 혈액순환 촉진제 역할을 하게 되고, 그 결과 온몸의 면역체계가 강화되어 웬만한 질병에는 스스로 이겨 나가는 힘이 생기게 되는 것이다.

아메리칸 리플렉솔로지 아카데미의 빌 플로코 학장은 "리플렉솔로지는 강력한 자연 건강과학으로서 발, 손 그리고 귀에 분포한 반사구들과 몸의 각 기관과의 관계를 연구함과 동시에 그 반사 부위를 손가락과 엄지 부위 등으로 지압함으로써 건강을 증진함과 동시에 적절한 건강 상태를 유지하게 하는 자연치유 요법이다."라고 설명하고 있다.

이 이론은 발바닥에는 신체 각 부위에 상응한 반사구들이 지도처럼 분포하고 있다는 사실에 근거하고 있고, 그 특정 반사구에 전문적인 지압을 가함으로써 상응하는 신체 기관의 기능을 향상하고, 나아가 신체 본연의 균형을 회복하게 한다는 원리이다.

이러한 리플렉솔로지 요법은 고대 중국과 이집트 등에서 이미 사용했다는 기록이 있다. 그리고 근대에 들어서는 1913년 윌리엄 피츠제럴드 박사가 몸의 특정 부위에 압력을 가하면 연관 부위에 마취 효과를 가져온다는 사실을 발견하면서, 체계적인 연구가 시작되었다. 그는 신체의 각 부위를 10개의 동등한 수직 구역으로 구분하고 한 부위에 압력을 가하면 해당 부위의 모든 신체 기관에 영향을 미친다는 사실을 밝혀내고, '존 세라피Zone Therapy'라는 이름으로 학계에 발표하였다.

그리고 1930년대에 들어 치료사 유니스 잉햄이 발을 지압하면 몸 전체에 긴장이 완화되고 질병의 치유 효과를 가져온다는 사실을 새로이 발견함으로써 리플렉솔로지에 대한 이론적 기반이 본격적으로 체계화되었다.

오늘날 우리나라를 비롯하여 전 세계적으로 다양하게 시행되고 있는 발 마사지나 발 지압 등이 모두 리플렉솔로지 이론에 근거한 자연적인 건강 요법이다. 리플렉솔로지의 전문가들이 보고하고 있

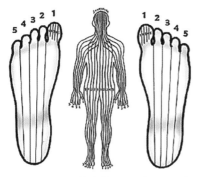

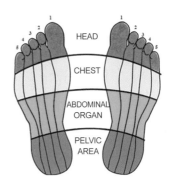

10 corresponding Body Zones can be mapped
on the feet

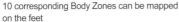

| 그림 1 | 존 세라피Zone Therapy 이미지

는 리플렉솔로지의 효과가 한결같이 혈액순환의 활성화, 긴장의 완화 및 신체 각 기관의 해독작용과 낡은 조직과 세포의 재생작용 등을 통한 면역체계의 강화를 들고 있음은 지극히 자연스러운 일이다.

맨발걷기의 경이로운 치유 효과 역시 상기 리플렉솔로지 이론과 맥을 같이 한다. 즉 맨발로 대지를 밟게 되면 자연적으로 지표면에 놓여 있는 돌멩이나 나무뿌리, 나뭇가지 등의 다양한 물질들이 발바닥의 각 부위와 상호 마찰하고, 땅과 그 위에 놓인 각종 물질이 발바닥의 각 반사구를 눌러주고, 지압해 준다. 바로 자연이 주는 지압이요, 자연이 해 주는 발 마사지이다.

이러한 관점에서 보면 숲길 맨발걷기는 바로 '자연이 선사하는 리플렉솔로지Natural Reflexology 요법'이다. 다만 리플렉솔로지 반사요법은 반드시 전문적인 치료사나 타인의 손을 빌려야만 지압 효과를 얻는 데 비해, 맨발걷기는 혼자서 숲길을 맨발로 걷기만 해도 그 효과를

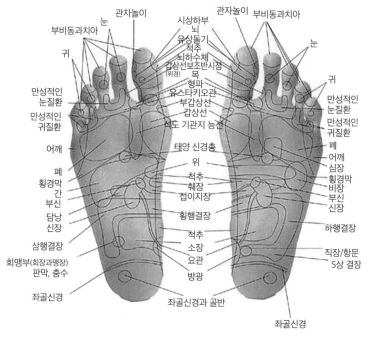

|그림 2| 발 지압점 분포도

볼 수 있다는 데 차이가 있다. 따라서 그 용이성이나 경제성, 효율성에 있어서 숲길 맨발걷기는 통상의 리플렉솔로지 요법을 훨씬 능가한다.

거기에다 리플렉솔로지 요법은 타인의 힘을 빌려 건강의 회복을 도모한다는 수동성을 내포하고 있지만, 맨발걷기는 자신의 판단과 스스로 맨발로 걷는다는 행위를 통해 자신의 건강을 도모한다는 능동성을 기본으로 하고 있다.

더욱 리플렉솔로지 요법은 타인으로부터 발에 지압을 받음으로써 자신의 건강증진을 도모하는 조금은 의존적 행위요 처치이지만, 맨발걷기는 숲길의 맨땅 위를 맨발로 걸음으로써 자신의 건강증진 뿐만 아니라 자연과의 합일과 사랑 그리고 뭇 생명에 대한 애정까지도 눈 뜨게 하는 이타적 행위와 처치에까지 미친다는 데 그 차이가 있다.

따라서 일체의 비용이나 경비가 소요되지 않으면서도 리플렉솔로지 요법 고유의 지압 효과까지도 얻게 되는 숲길 맨발걷기는 현대인이 누릴 수 있는 단순·용이·무해·무비용의 최상의 웰빙 수단이라 할 것이다.

3

접지 이론 Earthing Theory 과
5가지 생리적 효과

숲길 맨발걷기 시 우리의 몸이 받아들이는 땅의 기운, 즉 지기地氣
는 땅의 전기적 에너지로 인체 본연의 전기적 생태를 복원, 유지하
여 최상의 건강 상태로 활동할 수 있게 해 준다.

지기는 무엇을 의미하는 것일까? 바로 지구의 에너지장이자 전기
장에서 분출되는 기운이다. 우리가 사는 지구는 태양 방사선, 번개,
지구 핵 등에서 나오는 열 등으로 끊임없이 충전되는 거대한 배터리
와 같다. 지구가 방출하는 자연적인 전기적 에너지를 받아야 지구에
있는 모든 생명체가 조화와 균형을 유지할 수 있다. 그것이 바로 우
리와 모든 동식물이 살아가는 지구 생태계의 본질이다. 그런데 우리
가 신는 신발 안에 깔린 고무 밑창은 모두 합성소재의 고무 재질로

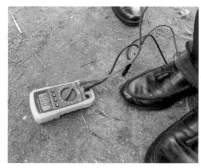
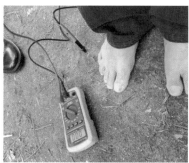

| 그림 3 | 신발을 신었을 때의 전압 600㎷ | 그림 4 | 맨발로 접지할 경우의 전압 0V

만들어진 절연체이다. 이로 인해 땅과 우리 몸과의 전기적 에너지 교류가 단절된다. 반면 신발을 벗고, 맨발로 땅을 밟고 걸으면 우리 몸은 지구의 대지로부터 전기적 에너지를 자연히 공급받는다.

신발을 신은 상태에서 몸의 전압을 재면 통상 200~600㎷(밀리볼트) 정도로 측정되는 데 반해, 맨발로 땅을 밟은 상태, 즉 접지된 상태에서 전압을 재면 땅의 전압과 같은 제로(0) 볼트로 바뀌는 데서 그 존재를 확인할 수 있다(|그림 3-4| 참고).

종일 신발을 신고 사는 우리 현대인의 경우, 몸속에서 호흡의 결과로 끊임없이 발생하는 활성산소는 양전하를 띤 상태에서 몸 밖으로 배출되지 못하고 있다. 그리고 몸속을 돌아다니면서 전압을 올리고 있다.

원래 활성산소는 몸에서 곪거나 상처가 난 곳을 치유하라고 몸 자체가 보내는 방위군이다. 상처를 공격하여 치유하고 나면 활성산소는 맨발과 맨땅의 접지를 통해 몸 밖으로 배출되어야 하는데 그러지 못하고 몸속을 돌아다니면서 멀쩡한 세포를 공격하여 악성 세포로 바뀌게 한다. 우리 몸에 암이나 심혈관질환 등 각종 성인병이 발생하는 이유가 동 활성산소의 역기능에서 비롯되는 것이다.

활성산소를 없애는 방법은 바로 맨땅이나 대지와 접지를 하는 것이다. 지구 표면이 음전하를 띤 자유전자로 충만해 있기 때문이다. 즉 맨발로 땅을 밟으면 우리 몸속의 양전하를 띤 활성산소가 몸속으로 올라온 지표면의 음전하를 띤 자유전자와 결합하여 중화된다. 마치 건물 옥상에 피뢰침을 설치에 놓으면 벼락이 떨어질 때 피뢰침을 통해 접지된 땅속으로 그 낙뢰의 수만 볼트의 전기적 에너지가 순간적으로 소멸되는 것과 같은 이치이다.

미국의 전기기술자인 클린트 오버는 2010년 심장전문의인 스티븐 시나트라 박사와 공동으로 '접지 원리'와 그 치유 효과에 대한 실증적 연구 결과를 《어싱, 땅과의 접촉이 치유한다》로 발표하였다. 저자들은 "어싱 또는 접지란 단순히 우리 몸이 대지에 연결되어 있다는 뜻이다. 전기분야에서 말하는 접지와 비슷하다. 일반적으로 접지란 전기기기나 전기제품을 대지에 연결해서 감전이나 합선, 전파간섭으로부터 보호하는 것을 말한다. 이것을 사람에게 적용하면 인체의 미세한 생체전기 회로 또한 정전기와 전파간섭으로부터 보호된다. 요컨대 땅속의 전기신호, 땅 에너지인 자유전자가 인체 접지를 통해 체내로 유입되어 안정화 작용을 하는 것이다. 인체 접지 혹은 어싱은 자신도 미처 인지하지 못하고 있던 체내 전자결핍과 전기적 불안정 상태를 해소한다."고 쓰고 있다.

인간은 1800년대 이후 고무 밑창을 댄 신발을 신고, 고층의 집이나 건물에서 거주하면서 땅과의 접지가 차단된 생활을 하게 되었고, 그 결과 암과 고혈압, 고혈당 등 현대 문명병들의 폐해에 직면하게 되었다. 실제 우리의 몸이 땅과의 접지가 차단되면 피곤해지고, 땅과 접지로 연결되면 새로운 에너지로 충만하다는 사실이 그를 용이하게 반증한다.

숲길을 맨발로 걸으면 땅속 자유전자의 형태로 우리의 몸이 전기적 영양소를 섭취하고, 몸속 양전하를 띤 활성산소를 중화시켜 몸의 안정과 균형을 가져온다. 또한 접지는 맨발을 통해 땅속의 자유전자를 체내로 받아들여 적혈구의 표면 전하를 올려 혈액의 점성을 낮춤과 동시에 혈류의 속도를 올려 심혈관질환, 뇌졸중 등을 예방하거나 치유하는 중요한 기능을 한다. 또 우리 몸의 에너지대사의 핵심 물질인 ATP(아데노신삼인산)의 생성을 촉진하여 활기찬 삶과 함께 노화의 방지를 가져다줄 뿐만 아니라 스트레스 호르몬인 코르티솔의 분비를 안정화해 불안, 초조, 과민 등의 스트레스를 해소하는 중요한 역할을 하고, 각종 염증과 통증들을 완화하고 치유한다는 사실들이 위 관련 학자들의 실험 결과로 밝혀졌다.

(1) 천연의 항산화 효과: 현대 문명병 치유의 비밀

두산백과는 "현대인의 질병 중 약 90%가 활성산소와 관련이 있다고 알려져 있으며, 구체적으로 그러한 질병에는 암 · 동맥경화증 · 당뇨병 · 뇌졸중 · 심근경색증 · 간염 · 신장염 · 아토피 · 파킨슨병, 자외선과 방사선에 의한 질병 등이 있다. 따라서 이러한 질병에 걸리지 않으려면 몸속의 활성산소를 없애 주면 된다.”라고 기술하고 있다.

그리고 몇 해 전 저자가 에덴요양병원에서 ‘맨발걷기의 기적’이라는 주제로 강연할 때, 암의 원인이 무엇이냐고 청중에게 질문하였더니, 저자의 강연을 경청하고 계시던 동 병원의 김남혁 병원장은 즉각 “활성산소입니다.”라고 답변해 준 바 있다.

전문가들의 견해에 따르면 과도한 활성산소는 질병의 원인이 될 수 있고, 유전자를 변형시키거나 암을 유발할 뿐 아니라, 신진대사에 필요한 영양소인 지방과 단백질을 파괴하기도 한다. 만성 염증을 유발하는 주범 역시 활성산소다.

《어싱, 땅과의 접촉이 치유한다》의 서문을 쓴 《에너지 의학》의 저자 제임스 오슈만 박사Dr. James Oschman의 설명은 좀 더 과학적인 설득력을 갖는다.

그는 이렇게 말한다. “활성산소는 분자나 원자의 바깥 궤도를 도는 짝을 잃은 자유전자를 칭한다. 자유전자는 통상 짝을 지어 존재하며 세포의 궤도를 돈다. 이 상태는 통상 양전하인지, 음전하인지, 중성인지 규명되지 않는다. 그러나 그 활성산소가 잃어버린 전자를 다른 분자로부터 빼앗아 오면서 그 빼앗긴 분자가 활성산소로 바뀌면서 손상이 일어난다. 그리고는 그러한 현상이 연쇄반응을 일으키면서, 관계된 분자들이 모두 고장 나게 만들며 원자의 구조에 교차결합을 일으킨다. 예를 들어 DNA 교차결합은 암을 유발하게 된다. 그리고 지방과 단백질 사이의 교차결합은 피부에 주름살을 만들고,

저밀도 지방단백질의 산화는 플라크plaque의 형성을 일으키면서 심장병 또는 심장마비로 나타나게 만든다.

노화의 미토콘드리아mitochondria 이론에서는 미토콘드리아 DNA는 원자핵 DNA보다 덜 방어적이어서, 에너지를 생성하는 동안 자유전자들이 탈출하여 물과 반응, 활성산소를 만들어내면서 시간을 두고 세포에 문제를 일으키게 된다. 부상을 당하거나 에너지를 생성할 때 많은 양의 활성산소가 생성된다. 실제 숨을 들이쉬거나 음식을 먹을 때, 또는 상처를 입을 때 활성산소가 만들어지게 된다. 그것은 우리가 활성산소를 만들어내느냐, 안 만들어내느냐의 여부가 문제가 아니라 얼마나 많이 가지게 되느냐의 문제일 뿐이다." 이렇게 활성산소가 암, 노화, 심혈관질환 등 질병의 원인이라는 사실에 대해서는 거의 모든 학자의 의견이 일치할 뿐만 아니라 그 이론적인 근거 등도 제시되었다.

결국 우리가 살면서 순간순간 호흡을 통해 우리 몸속으로 들어온 산소는 적혈구를 통해 우리 몸 구석구석의 세포로 운반되고, 세포에 필요한 에너지, 즉 ATP를 생산하는 세포소기관이자 발전소인 미토콘드리아는 산소와 원자핵의 궤도를 쌍을 이루고 도는 전자에서 하나의 전자를 빼내어 우리가 살아가는 데 필요한 에너지를 발생시킨다.

그리고 그 과정에서 짝을 잃은 전자missing electron는 매우 반응성이 높고highly reactive 불안정한 활성산소free radical라는 부산물을 함께 만들어낸다(I그림 5I 참고). 자동차가 연료를 태우며 달리는 과정에서 부산

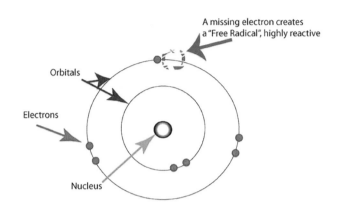

| 그림 5 | 원자핵 궤도의 짝지은 전자들 중 짝 잃은 전자는 불안정한 활성산소를 생성한다

물인 배기가스가 나오듯, 그렇게 활성산소는 우리가 살아가는데 어쩔 수 없이 발생하는 생명 활동의 찌꺼기와 같은 것이라 하겠다.

그런데 그렇게 생성된 활성산소가 지나치게 많아질 경우, 그 많은 양의 활성산소는 세포에 산화 작용을 일으켜(위 제임스 오슈만 박사의 설명처럼 각 세포의 쌍을 이루는 전자 중 하나를 빼앗아 가면서), 세포막을 공격해, 세포의 구조를 무너뜨리고, DNA까지 손상시켜 돌연변이 세포로 바꾸어 결국은 암을 비롯한 각종 질병의 원인으로 작용하는 것이라 하겠다.

그 과정에 활성산소가 처음 생겼을 때는 세포의 기능을 방해하는 정도지만, 장기간 지속되고 쌓이면 세포의 손상을 유발한다는 것이다.

여기서 중요한 것은 그렇게 발생된 활성산소인 짝을 잃은 전자에 새로운 짝인 전자, 즉 자유전자free electrons를 여하히 공급해 주어 활성산소의 과잉상태가 지속됨을 막느냐의 문제가 바로 우리가 '질병의 고통 없는 건강한 세상'을 살아갈 수 있는지의 과제로 남는다. 활성산소를 제거하기 위해서는 항산화물질인 비타민E, 비타민C, 요산, 빌리루빈, 글루타티온, 카로틴 등이 있고, 이런 항산화물질을 자연적인 방법으로 섭취했을 때 효과적이다. 그러나 살아가면서 음식물 등을 통해 섭취하는 항산화물질은 매우 제한적일 수밖에 없고, 그래서 과잉된 활성산소는 암과 고혈압, 고혈당은 물론 치명적인 심혈관질환, 치매, 알츠하이머 등 수많은 질병으로 인류의 삶을 고통과 죽음 속으로 밀어 넣고 있다.

따라서 의학계는 그러한 치명적인 질병의 근본 원인인 활성산소를 제거하는 연구를 지속할 필요가 있다. 활성산소를 여하히 효과적으로 줄이고 더 나아가 소멸시킬 수 있느냐가 바로 우리 인류를 그러한 무서운 질병들로부터 구원할 수 있느냐의 핵심 관건이기 때문이다.

결국 맨발걷기를 통한 땅속으로부터 오는 자유전자의 몸속 유입은 활성산소들에 짝을 잃은 전자를 공급하고, 활성산소가 중화되고 안정화되게 함으로써, 천연의 항산화 효과와 함께 맨발걷기의 경이로운 치유의 기적을 가능하게 하는 치유의 메커니즘을 작동하게 되는 것이다. 맨발걷기를 통한 암 등 각종 현대 문명병 치유의 비밀이 바로 거기에 있는 것이다.

(2) 천연의 혈액 희석 효과: 심혈관·뇌질환 치유의 비밀

미국의 공학물리학자 가에탕 쉬발리에 박사 G. Chevalier, Ph.D, 심장의학자 스티븐 시나트라 박사 Dr. Stephen Sinatra 등 4인은 2013년 2월 14일 미국의 대체의학지에 발표한 논문 〈인간의 몸의 접지는 혈액의 점성을 묽게 한다-심혈관질환의 주 요인 Earthing (Grounding) the Human Body Reduces Blood Viscosity—a Major Factor in Cardiovascular Disease〉에서 건강한 사람 10명을 선정하고 접지 전과 2시간 동안 접지 후의 그들의 혈액을 채취, 분석한 결과를 발표하였다.

피실험자 10명의 혈액은 2시간 접지 후에 적혈구의 표면전하, 즉 제타전위(주: 입자 사이의 반발력, 즉 밀어내는 힘의 크기를 나타내는 단위를 말한다)가 평균 2.7배가 올라갔다는 사실이 밝혀졌다. 개인들의 결과는 1.2배에서 5.3배까지 차이가 있었지만, 10명 모두 적혈구의 제타전위가 평균 2.7배 올라가 세포 간의 밀어내는 힘이 그만큼 올라갔고, 동시에 혈액의 점성과 점도 viscosity가 같은 비율로 묽어졌다는 그런 증명이 된 것이다. 동시에 혈액이 그만큼 묽어졌기 때문에 혈액이 엉겨 붙는 엉김현상 clumping이 해소되면서 혈류의 속도 velocity가 평균 2.68배 빨라졌다는 결과도 발표가 되었다. 실험을 통해 우리가 맨발로 2시간 동안 숲길을 걸으면 우리의 혈액은 그만큼 점성이 묽어지고 혈류 속도가 빨라져 혈액이 깨끗해진다는 이론적인 근거를 밝혀준 것이다.

저자들은 "접지는 심혈관질환과 그 위험을 줄이는 가장 단순하지만 가장 근원적인 해결책"이라고 결론지었다.

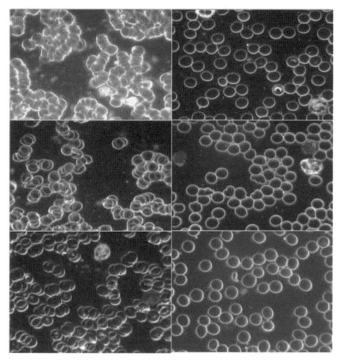

| 그림 6 | 접지 전 3인의 혈액(왼쪽)과 접지 40분 후 3인의 혈액

한편 시나트라 박사는 2008년 가을 자신의 웹사이트에 접지 40분 후 혈액 점성의 변화를 암시야 현미경으로 촬영한 사진들을 발표하면서, 접지는 혈전의 형성을 방지함으로써, 심장마비, 뇌졸중 등 심혈관질환의 근원적 예방 및 치유를 시사한다고 결론 내렸다(「그림 6」 참고). 물론 시나트라 박사는 말미에 접지 패치를 통한 접지 효과는 맨발로 땅을 걷는 것과 같다고 밝혔다.

한편 하와이 쥬쥬베클리닉의 의사 키몬 카마이Cimon Kamai는 한 환

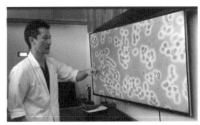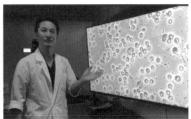

|그림 7| 접지 전 혈액의 엉겨 붙은 적혈구 모습(왼쪽)과 접지 10분 후 혈액이 묽어진 적혈구 모습

자의 혈액을 채취하여 암시야 현미경으로 촬영한 후, 환자를 밖으로 내보내 맨발로 10분간 땅을 밟고 다시 올라오도록 하여, 10분 접지 후의 혈액을 다시 채취하여 암시야 현미경으로 촬영한 후 양자를 비교한 동영상을 유튜브에 올렸다. 단 10분의 맨발걷기 후 그 전 끈적끈적하던 혈액이 포도알처럼 묽게 바뀌었음을 보여주었다(|그림 7| 참고).

단 10분을 땅을 맨발로 밟아도 천연의 혈액 희석 효과를 향유할 수 있는 것이다. 물론 혈액은 일정 시간이 지난 후에는 다시 끈적끈적해지므로 하루에도 여러 번 맨발로 걷거나 접지해야만 하는 당위를 시사한다.

이러한 미국 심장의학자들, 의사들의 접지에 관한 연구 결과는 저자의 '맨발걷기 시민운동본부'의 회원들이 보고한 심근경색, 심방세동 등 치유의 사례들과도 그 맥을 같이 한다.

(3) ATP(아데노신삼인산)의 생성 촉진: 항노화와 젊음의 묘약

영국의 과학 영상 제작사인 트위그 에듀케이션Twig Education에 의하면, "ATP란 아데노신삼인산adenosine triphosphate의 약자로 모든 살아있는 세포에서 에너지 저장소 역할을 하는 분자인 아데노신삼인산을 이른다. ATP는 호흡으로 생성되며 대부분의 세포호흡과정에서 에너지원으로 사용된다. 인체는 보통 250g의 ATP를 함유하고 있으며, 이는 한 개의 AA건전지에 해당하는 에너지이다. 그러나 ATP가 끊임없이 만들어지고 파괴되기 때문에 일반적으로 인간은 24시간 동안 자신의 몸무게만큼의 ATP를 만든다."

한편 서울대 생물학부 이일하 교수는 그의 저서《생물학 산책》에서 "ATP를 생성하는 세포소기구는 미토콘드리아이다. 세상의 모든 진핵세포는 미토콘드리아를 가지고 있다. 따라서 모든 세포에 에너지를 공급하는 생명의 배터리가 미토콘드리아인 셈이다. 미토콘드

| 그림 8 | 동물학 백과: ATP의 구조

리아는 ATP를 생성하는 데 필요한 에너지를 우리가 섭취하는 음식에서 얻는다."고 설명하고 있다.

또한 식물학 백과사전의 정의를 보면 "미토콘드리아는 모든 진핵세포에 존재하는 세포소기관으로 세포 내 에너지를 ATP 형태로 공급하는 기능을 하며, 세포 내 에너지 생성 반응인 세포 호흡의 중추적 역할을 한다."며 "그 세포 호흡은 통상 먼저 세포질에서 일어나는 해당과정glycolysis에서부터 시작하는데 이후 여러 복잡한 과정을 거쳐 구연산회로를 통해서 아세틸조효소의 탄소결합이 분해되면서 얻어지는 NADH와 FADH2가 미토콘드리아 내막에 존재하는 전자전달계에서 전자를 넘겨준다. 이 전자들은 전자전달계를 지나서 최종적으로 산소에 전달되어 물을 생성한다. 이때 내막 내외에 수소이온 농도 차이가 발생하고 이 농도 차이를 이용하여 내막에 존재하는 ATP 합성효소가 ATP를 기질 쪽으로 만들어낸다."고 정의하고 있다.

여기서 우리는 세포호흡 과정의 ATP 생성의 핵심 요소가 바로 '전자전달계에서 넘겨주는 전자'임을 알 수 있다. 전자는 우리가 섭취하는 음식에서 얻을 수 있다. 여기서 음식이란 주로 야채, 과일 등의 신선한 음식을 이르고 거기서 자유전자를 받아 우리 몸의 에너지대사의 핵심 물질이자 생명의 배터리인 ATP를 생성하게 된다. 하지만 일상생활에서 섭취하는 신선한 음식으로부터의 자유전자의 양은 지극히 제한적이기 때문에 ATP의 생성 역시 제한적일 수밖에 없다. 그렇다면 에너지대사의 핵심 물질인 ATP의 활발한 생성에 필요한 자유전자를 어디에서 충분히 공급해주느냐가 ATP의 끊임없는 생성에 결정적으로 중요한 요인임을 미루어 짐작할 수 있다.

여기서 우리는 우리의 발밑 땅속에 있는 무궁무진한 자유전자의 중요성에 다시 도달하게 된다. 신발을 신고 등산을 하면 피곤해서 귀가 후 2~3시간을 쉬어야 하는 반면, 맨발로 등산을 한 후에는 조금도 피로하지 않고 오히려 힘이 넘치는 일이 일어나는 이유가 바로 그 맨발 산행 시 땅속으로부터 우리 몸으로 올라오는 무궁무진한 자유전자의 공급과 맥을 같이 하는 것이다.

즉 우리가 맨발로 걸으며 땅과 접지할 때 땅속으로부터 자유전자를 제공받아 각종 몸의 생리적인 기능을 활성화시킬 뿐만 아니라 우리의 몸에, 실제는 위에서 이야기하는 세포발전소인 미토콘드리아에, 자유전자를 공급하여 우리 몸의 에너지대사의 핵심 물질인 ATP의 생성을 촉진시킴으로써 몸의 에너지대사가 활발해지며 우리의 몸이 에너지로 충전되면서 활기가 넘치게 되는 것이다. 이로 인해 우리의 몸과 피부도 젊어지며 항노화antiaging 효과를 가져오게 되고, 특히 여성들의 경우 얼굴이 전보다 훨씬 맑아지고 피부가 고와지는 것이다.

미국의 심장의학자 스티븐 시나트라 박사도 그의 〈시나트라 해법: 대사의 심장의학The Sinatra Solution: Metabolic Cardiology〉에서 근육세포의 재생을 돕는 궁극적인 ATP 재충전 장치로 땅속의 무궁무진한 자유전자를 꼽으면서, 접지야말로 지난 30년 그의 의사 생활 중 그가 발견한 가장 중요한 건강 증진책이라고 밝히고 있다.

(4) 코르티솔 분비의 안정화: 천연의 신경안정제 효과

두산백과는 코르티솔cortisol을 "급성 스트레스에 반응해 분비되는 물질로, 스트레스에 대항하는 신체에 필요한 에너지를 공급해 주는 역할을 한다."고 규정하고 "스트레스를 지나치게 받거나, 만성 스트레스가 되면 코르티솔의 혈중농도가 높아지고 그 결과 식욕이 증가하게 되어, 지방의 축적을 가져온다. 또한 혈압이 올라 고혈압의 위험이 증가하며, 근조직의 손상도 야기될 수 있다. 불안과 초조 상태가 이어질 수 있고 체중의 증가와 함께 만성피로, 만성두통, 불면증 등의 증상이 나타날 수 있다. 또한 면역 기능이 약화되어 감기와 같은 바이러스성 질환에 쉽게 노출될 우려도 있다."고 정의하고 있다.

결국 스트레스가 커지면, 코르티솔 분비가 더 많아지거나 불안정해짐과 동시에 '불안과 초조 상태가 이어지고 체중의 증가와 함께 만성피로, 만성두통, 불면증 등의 증상'으로 이어지는 상황에 이른다는 설명이다.

그렇다면 코르티솔 분비를 정상화하고, 그 과다 분비를 막아내는 일이 바로 해결책이 될 것이다. 2004년 10월 미국 대체의학지에 발표된 모리스 갈리Maurice Ghaly와 데일 테플리츠Dale Teplitz의 논문 〈코르티솔 수준과 숙면, 통증, 스트레스의 주관적 보고로 측정한 수면 시 인체접지의 생물학적 효과The biologic effects of grounding the human body during sleep as measured by cortisol levels and subjective reporting of sleep, pain, and stress〉와 2017년 3월 28일자 전기기술자 클린트 오버와 공학물리학자 가에탕 쉬발리에 박사 등의 〈인체의 접지: 접지의 치유효과Grounding the Human Body: The Healing Benefits of Earthing〉라는 논문에 따르면 스트레스의 경감 정도를 측정하기 위하여, 12명의 남녀(남 6명, 여 6명)를 접지한 상태에서 잠을 자게 하였더니, 8주 만에 스트레스 호르몬인 코르티솔의 일일 주기가 아래의 접지 전(좌측 그래프)의 불안정한 개인별로 들쭉날쭉한 상태에서 접지 후(우측 그래프)에는 동 그래프 처럼 대부분 정상화되고 안정화되었다(l그림 9l 참고).

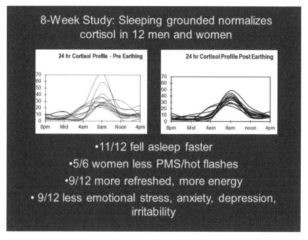

| 그림 9 | 12명 남녀를 8주간 접지한 상태에서 잠을 자게 한 실험 결과 요약

또한 12명 중 11명이 더 빨리 잠에 빠져들었고, 6명의 여자 중 5명이 생리 전 열감(PMS hot flashes)이 감소하였고, 12명 중 9명이 활력이 충전되었음을 느꼈고, 12명 중 9명이 감정적인 스트레스, 불안감, 우울감, 과민함 등이 줄어들었다.

코르티솔 리듬의 정상화에서 더 나아가, 참가자들은 잠에 빨리 빠져들었을 뿐만 아니라, 잠자리에서 일어나면 전보다 더 개운해졌음을 느꼈다고도 보고하였다.

이러한 연구 결과는 지난 5년 저자의 '맨발걷기 시민운동본부'의 회원들이 맨발로 걸은 후 거의 대부분 숙면하게 되고, 심지어는 복용하고 있던 수면제나 신경안정제를 끊고 정상적이고 편안한 생활을 하게 되었다는 수많은 사례와 일치한다. 그리고 2개월의 접지 실험의 결과 피실험자의 거의 대부분이 치유되었음을 보여주었다는 점에서 졸저《맨발걷기의 기적》에서 밝혔던 '맨발걷기 2개월 치유의 가설'과도 그 맥을 같이 한다고 하겠다.

(5) 염증 및 통증의 완화 및 치유 효과

지난 5년간 저자의 대모산 '맨발걷기 숲길 힐링스쿨'에서 많은 회원이 맨발로 걸어 각종 암과 고혈압, 심혈관질환, 뇌질환 등 만성질병들이 치유되었다. 그리고 치유의 기적은 현재 진행형이다. 맨발로 걷거나 접지를 하면 그렇게 오랜 시간 아팠던 등이나 허리도 어느새 나아지고 류마티스성 관절염 등도 나아진다.

질병 발병의 원인 90%를 차지하는 활성산소가 맨발걷기와 접지로 중화, 소멸되는 것은 주지의 사실이다. 이제 여기서는 구체적으로 맨발걷기와 접지를 통해 염증과 통증이 치유되는 메커니즘을 설명하고자 한다.

지난 2015년 8월 미국 염증연구지Journal of Inflammation Research에 발표된 앞서 소개한 제임스 오쉬만 박사, 공학물리학자인 가에탕 쉬발리에 박사 등의 논문 〈접지(grounding, earthing)가 염증, 면역 반응, 상

처 치유, 만성 염증 및 자가면역질환의 예방 및 치료에 미치는 영향
The effects of grounding (earthing) on inflammation, the immune response, wound healing, and
prevention and treatment of chronic inflammatory and autoimmune diseases〉에는 맨발걷
기와 접지가 염증 및 통증을 치유하는 과학적 기제와 메커니즘이 잘
나타나 있다.

먼저 연구자들은 통증에 대한 접지의 영향과 부상에 대한 면역 반
응 연구를 위해 8명의 건강한 피실험자들이 어깨에 바벨을 얹고 가
로 5㎝, 세로 20㎝의 좁은 나무판 위에 발의 허리를 얹은 상태에서
까치발 일어서기를 20회씩 2세트 시행하도록 하여 장딴지 근육에
인위적으로 통증을 유발하는 지연 발생 근육통 실험을 하였다. 그다
음 3일 동안 피실험자 4명은 접지를 한 상태에서 생활하게 하고(접지
그룹), 4명은 똑같은 환경에서 접지선을 연결하지 않은 채 생활하게
하였다(플라시보 그룹).

그리고 사흘 동안 매일 각각의 통증 수준, 자기 공명 영상, 분광
법, 혈청 및 타액의 코르티솔, 혈액 및 효소 화학, 혈구 수 등의 검사
를 했고, 그 결과 접지 그룹과 플라시보 그룹 간에 아래와 같은 뚜렷
한 차이가 나타났다.

① 통증 수준의 차이와 변화

접지된 그룹의 통증 수준이 접지되지 않은 그룹의 통증 수준보다
현저히 낮음이 확인되었고, 이는 접지가 통증 수준을 완화한다는 사
실을 뚜렷이 시사한다.

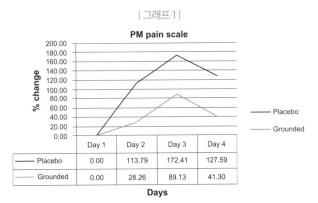

| 그래프 1 |

PM pain scale

	Day 1	Day 2	Day 3	Day 4
Placebo	0.00	113.79	172.41	127.59
Grounded	0.00	28.26	89.13	41.30

Days

(주: 통증 수준이 접지 그룹보다 플라시보 그룹에서 현저히 높다)

② 백혈구 수의 차이와 변화

접지되지 않은 플라시보 피험자들에서 백혈구 수가 증가했고, 접지된 피험자들의 백혈구 수는 부상 후 꾸준히 감소하였다. 세균이나 바이러스 등 감염이 되었거나 염증이 발생하면 백혈구 수가 증가한다는 사실에 비추어 볼 때, 접지는 바로 그러한 염증의 완화 내지는

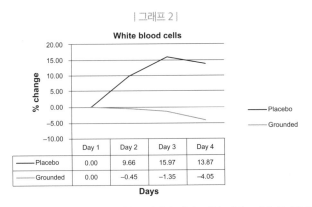

| 그래프 2 |

White blood cells

	Day 1	Day 2	Day 3	Day 4
Placebo	0.00	9.66	15.97	13.87
Grounded	0.00	−0.45	−1.35	−4.05

Days

(주: 플라시보 그룹 백혈구 수는 계속 증가하나, 접지 그룹은 반대로 계속 줄어든다)

치유 효과를 가져온다는 가설을 증명한다.

③ 호중구Neutrophil 수의 차이와 변화

접지된 그룹과 접지되지 않은 플라시보 그룹 모두에서 호중구가 증가했지만, 접지된 실험자들의 경우 호중구 수가 항상 낮았음이 밝혀졌다. 이 역시 접지의 염증 치유 효과를 시사한다. 여기서 호중구(또는 중성구)란 골수 내의 조혈 줄기세포에 의해 형성되며, 선천 면역의 주요한 역할을 담당하고 있는 대표적인 과립구 세포이다. 호중구는 대부분 포유류의 백혈구 중에서 가장 높은 비율(55~70%)을 차지하고 있고, 포식 세포의 일종으로 보통 혈액 안에서 발견된다. 세균의 감염, 환경적인 요인, 그리고 일부 악성종양에 의해 생기는 염증의 초기 단계에서 가장 빠르게 염증에 반응하여, 염증이 발생한 부위로 이동하는 세포로 알려져 있다.

| 그래프 3 |

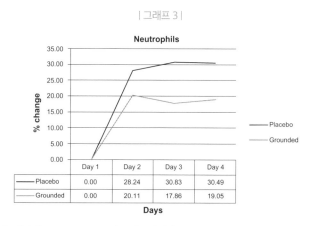

(주: 플라시보 그룹 호중구 수의 증가폭이 접지 그룹의 증가폭보다 현저히 높다)

④ 림프구Lymphocytes 수의 차이와 변화

호중구 수가 증가함에 따라 림프구 수는 감소할 것으로 예상된다. 본 연구에서 접지된 피험자들의 림프구 수는 항상 접지되지 않은 플라시보 피실험자들보다 낮았음을 보여주었고, 이 역시 접지의 염증 치유 효과를 뒷받침한다.

| 그래프 4 |

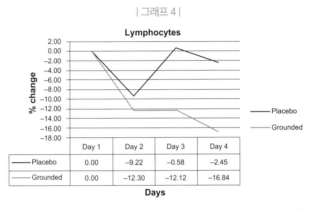

(주: 접지 그룹 림프구 수의 감소폭이 플라시보 그룹의 감소폭보다 현저히 높다)

위에서 접지된 피실험자 그룹이 접지되지 않은 플라시보 피실험자 그룹보다 순환하는 호중구와 림프구 수가 적다는 사실은 원래의 손상이 더 빨리 해결되고 부수적 손상이 감소했으며 회복 과정이 가속화되었음을 나타낸다.

이렇게 접지된 사람들의 통증이 낮고, 백혈구, 호중구, 림프구 등의 수치가 접지되지 않은 사람들보다 낮은 이유는 바로 다음의 시나리오를 전제로 한다. 땅에서 움직이는 자유전자가 접지를 통해 몸안으로 들어가 천연의 항산화제 역할을 한다. 이들은 염증성 바리케이드가 있는 경우를 포함하여 연결조직 매트릭스를 통해 반 전도되어 ROS(활성산소) 및 복구 분야에 있는 기타 산화제를 중화시킴으로써 건강한 조직을 손상으로부터 보호한다. 바로 접지의 치유의 메카니즘을 의미한다.

한편 위 논문은 접지된 그룹의 피실험자들과 접지되지 않은 플라시보 그룹의 피실험자들 사이의 기타 면역 반응 중 나타난 주요 효소 수치의 차이도 아래와 같은 결과로 보여준다.

⑤ 접지 여부에 따른 빌리루빈^{Bilirubin} 수치의 차이

빌리루빈은 담즙 색소의 하나로, 혈장 내 농도가 올라가면 피부와 눈의 흰자위가 누렇게 되는 황달 증상을 띄는데, 접지된 사람들은 접지되지 않은 플라시보 그룹 사람들보다 그 수치가 현저히 낮다.

| 그래프 5 |

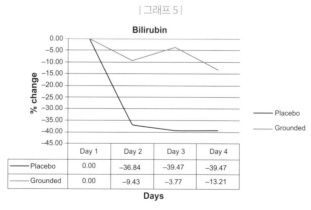

(주: 접지 그룹 빌리루빈 감소폭이 플라시보 그룹 빌리루빈 감소폭보다 현저히 낮다)

⑥ 접지 여부에 따른 크레아틴키나제Creatine kinase 수치의 차이

크레아틴키나제는 골격근, 심근, 평활근, 뇌 등에 포함된 효소로 그 부위가 손상되면 혈중으로 유출되므로 혈중 크레아틴키나제는 근육이나 심장세포가 손상될 때 증가할 수 있다. 특히 크레아틴키나제의 증가는 급성심근경색일 경우 나타날 수 있는데, 심근경색 이후 처음 4~6시간이 지나면 그 혈중농도가 증가하기 시작하고 18~24시간이 지나면 최고 농도에 도달하며 2~3일 내 정상으로 돌아오게 된다. 그런데 접지된 그룹의 사람들은 접지되지 않은 플라시보 그룹의 사람들보다 그 수치가 항상 낮게 나타났다.

| 그래프 6 |

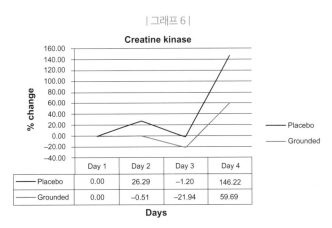

	Day 1	Day 2	Day 3	Day 4
Placebo	0.00	26.29	−1.20	146.22
Grounded	0.00	−0.51	−21.94	59.69

(주: 접지 그룹 크레아틴키나제 증가 · 감소폭이 플라시보 그룹의 그것보다 현저히 낮다)

위 논문은 또한 부상의 치유에 대한 접지 효과의 시간적 경과를 다양한 방법으로 측정하였다. 피부에 부착된 전도성 패치를 땅과 연결시키니 30분 이내에 염증이 가라앉기 시작하고 대사 활동이 증가

한다는 사실을 확인하였다. 특히 접지 40분 동안 산소 소비, 맥박 및 호흡 속도가 증가하고 혈액 산소포화도가 감소한다는 사실을 확인하고, 이를 전하저장소the charge reservoirs의 '채우기filling'가 서서히 일어나는 과정으로 설명하였다.

이렇게 전하저장소가 포화상태로 충전되면, 신체의 상태는 '염증대비inflammatory preparedness' 상태가 된다는 사실을 의미한다. 이것은 신체의 모든 부분에 널리 퍼져 있는 기저 물질이 반도체성 콜라겐 매트릭스를 통해 신체의 손상 부위에 항산화 자유전자를 신속하게 전달할 준비가 되어 있음을 의미하고, 이 경우 |그림 10|의 B(Mr. 맨발)에서 보듯이 부상 시 염증 바리케이드도 생기지 않고, 염증도 생기지 않는다. 반면 |그림 10|의 A(Mr. 신발)의 경우는 신발을 신고 있어

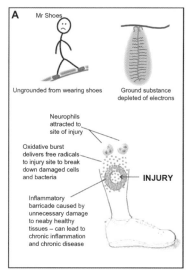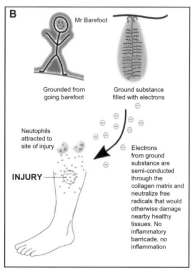

| 그림 10 |

접지가 차단되어 있고, 땅속으로부터의 자유전자의 공급이 이루어지지 않아 부상 부위 주변에 염증성 바리케이드를 형성하고, 따라서 염증 치유에 시간이 소요되거나 장애가 발생할 수 있다.

위 논문은 또한 그렇게 접지만으로 염증이 치유된 3가지 사례들을 사진과 함께 예시하고 있다. 즉 접지가 부상 후 염증의 주요 징후인 발적, 열, 부기, 통증 및 기능손상을 줄이거나 예방한다는 사실을 아래 2가지 상처의 치유 사례(|그림 11-12| 참고)로 확인하고 있고, 의료용 적외선 이미징 촬영술을 사용한 아래 3번째 사례 연구에서도 접지는 고통스러운 만성 염증의 신속한 해결의 수단으로 확인되었다고 기술하고 있다(|그림 13| 참고).

|그림 11|은 84세의 당뇨병 여성 환자의 8개월 동안 아물지 않던 상처가 접지 2주 만에 치유된 사례를 보여준다. 관련한 치료는 환자가 편안하게 앉은 상태에서 접지 패치를 몸에 대고 매일 30분간 접지하는 것으로 시행되었다. 왼쪽 발목 부근 상처의 원인은 발에 맞지 않는 부적합한 부츠 때문이었다.

환자는 그동안 다양한 치료를 받았지만 치유되지 않았다. 처음 보았을 때, 그녀는 약간 절뚝거리고 통증을 호소하였다. 처음 30분 동안 접지하였더니, 환자는 통증이 눈에 띄게 줄어들었다고 했다. 1주일 동안 매일 접지하였더니, 통증 수준이 약 80%는 감소했다고 했다. 그리고 더이상 절뚝거리지 않았다. 접지 후 2주가 지나자, 그녀는 통증이 완전히 사라졌다고 말했다.

|그림 12|는 한 사이클 선수가 투르 드 프랑스 대회에서 체인 휠

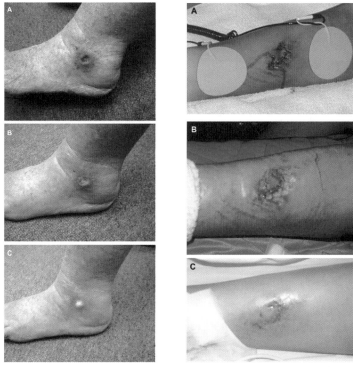

| 그림 11 | 84세 당뇨병 여성 환자의 상처 | 그림 12 | 사이클 선수의 상처 치유 과정

이 다리를 긁어 상처가 났는데 부상을 당하고, (A)접지 패치를 상처의 위쪽과 아래쪽에 부착하였다. (B)는 부상 후 1일차, (C)는 부상 후 2일차의 사진으로 발적, 통증 및 부기가 최소화되었으며, 바로 다음 날 레이스를 계속할 수 있었다고 한다.

|그림 13|의 좌측 A사진 상단의 화살표는 열이 나며 통증을 느끼는 부위를 붉은색으로 보여준다. 그런데 동 A사진 하단의 영상은 접지 상태에서의 수면으로 인한 염증 감소를 보여준다. 즉 4일 밤 동

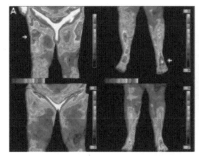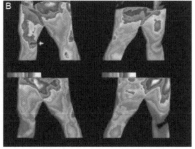

| 그림 13 | 의료용 적외선 영상으로 촬영한 접지 후 염증의 감소 모습 사례

안 접지된 상태에서 수면을 취하면서 통증이 해소되었고 열이 나는 부위는 열이 내리고 식었음을 보여준다. 동 변화를 통해 염증의 현저한 감소와 정상적인 열 대칭으로의 회귀에 주목할 수 있다.

우측 B는 15세에 체조하다 부상을 입은 33세 여성의 다리를 적외선으로 촬영한 것이다. 환자는 만성 오른쪽 무릎 통증, 부기 및 불안정한 병력이 있었으며 오랫동안 서 있을 수 없었다. 통증을 줄이기 위해 무릎 사이에 베개를 놓고 자야 했고, 수년에 걸쳐 병원 치료와 물리 치료를 받았지만 큰 효과가 없었다. 적외선 B의 제일 왼쪽 상단에서 보이는 화살표는 진한 붉은색으로 나타나는데, 이는 이 부위의 염증 반응이 심하다는 것을 의미한다. 이 환자에게 전극 패치를 이용해 접지시키고 30분 후에 찍은 사진이 바로 B의 아래 사진이다. 화살표 해당 부위의 색이 붉은색에서 푸른색으로 변하였고, 환자는 통증이 감소했음을 밝혔다.

그렇게 6일간의 접지 후, 그녀는 50% 정도 통증이 감소했음을 보고했으며, 이제 통증 없이 더 오랫동안 서 있을 수 있게 되었으며, 더 이상 다리 사이에 베개를 놓고 잠을 잘 필요가 없어졌다고 말했다. 접지 치료 4주 후, 그녀는 축구를 할 수 있는 정도가 되었으며, 12주가 되자 그녀는 통증이 거의 90% 감소했고 부기가 없어졌다고 말했다. 환자는 치료 6개월 후 수상 스키와 마라톤 같은 격렬한 운동을 통증 없이 할 수 있게 되었다.

결국 접지는 염증과 통증의 치유 내지 완화 효과를 가져온다는 사실과 백혈구, 호중구, 림프구 등의 수치를 낮출 뿐만 아니라 콜라겐 매트릭스를 통해 활성산소를 중화시킴으로써 염증 바리케이드의 형성을 방지하여 결과적으로 염증 자체가 생기지 않도록 하는 기능을 한다는 사실이 확인되었다. 이러한 염증 치유의 메커니즘이 바로 만성질병들인 각종 암이나 고혈압, 고혈당, 심혈관질환, 뇌질환 등을 예방하고 치유하는 기제와 다름없다.

한편 접지되지 않은 경우 나타나는 염증 바리케이드는 외부의 병원균 등 침입자를 막아내는 역할을 하지만, 동시에 항산화 물질antioxidants과 재생세포regenerative cells가 차단된 영역으로 이동하는 것 역시 방해한다. 따라서 회복은 불완전할 수 있으며, 이 불완전한 회복은 장기간 지속될 수 있는 악순환의 염증 사이클을 만들고 장기간 지속되면서 소위 '침묵' 또는 '내연'하는 염증을 유발함으로써 만성질환의 발병을 촉진하게 된다. 위 논문의 연구자들은 염증 증가가 접지의 부족과 그에 따른 '전자 결핍electron deficiency'의 결과일 수 있다고 지적한다.

실제로 신체가 땅과 접지되었을 때 상처는 매우 빠르게 치유된다. 위 논문의 내용이 보여주듯이 접지 시 치유가 훨씬 빠르고 염증의 주요 징후가 빠르게 감소하거나 제거된다. 시간의 경과에 따른 다양한 염증 마커의 특징들은 접지된 사람들에게서 접지되지 않은 사람들과 확연하게 다르게 나타난다. 따라서 접지 여부가 염증 반응의 치유 기간을 바꿀 수 있다는 사실 또한 우리 모두 알아야 한다.

다시 말해 산화방지제는 전자공여자이며, 최고의 전자공여자는 바로 우리의 발 바로 아래에 있다는 사실이다. 실제 무제한의 접근 가능한 전자 저장고가 바로 지구, 즉 땅의 표면이라는 사실을 위 논문의 저자들은 물론 본서의 저자도 확고하게 믿는다. 땅에서 올라오는 자유전자는 최고의 항산화제이며, 우리 몸은 땅과의 물리적 접촉을 통해 수십 억년에 걸쳐 이를 사용하도록 진화했기 때문에 그 어떠한 2차적인 부작용이 전혀 없다고 할 수 있다.

그렇게 땅을 맨발로 밟고 살면서 감염과 조직 손상을 다룰 때 사용되는 활성산소(ROS)와 반응성질소종(RNS)의 균형을 맞추는 데 필요한 자유전자를 마음껏 사용할 수 있는 한 우리의 면역체계는 정상적으로 작동한다. 그런데 우리 현대인이 부도체의 신발을 신고 고층건물 등에 주거하는 생활 방식에 따른 1일 24시간, 1년 365일의 접지의 차단은 우리의 몸과 면역체계로부터 오랜 옛날부터 가져왔던 그러한 자유전자의 제공원을 갑자기 빼앗아 버림으로써, 우리의 몸과 면역체계의 이상 현상을 초래하게 되었다.

이러한 갑작스러운 접지의 차단은 1800년대 초 합성세제 고무의 발명으로 시작되었고, 1860년대 이후 미국의 운동화 스니커즈의 출현, 우리나라에서는 1922년 대륙 고무신의 제조 등으로 일상화되기 시작하였다. 위 논문은 그러한 현상이 1950년대에 들어서며 전통적인 가죽 대신 부도체의 고무 밑창을 댄 구두와 신발의 출현으로 가속화되기 시작한 것으로 서술하고 있다. 우리의 면역체계에 대한 이러한 접지의 차단에 따른 변화와 도전은 우리 인류가 그에 맞게 진화하여 그를 수용할 수 있는 정도보다 훨씬 더 빨리 진행되었다는 것이다.

그렇게 시작된 땅과의 접지의 차단은 우리 현대인들이 그 심각성을 제대로 인지하지 못한 채 전 세계적으로 확산되며 현대인들의 생리적 기능 장애와 세상 전체의 비전염성 염증성 만성질환의 놀라운 증가의 원인이 되었다. 그러한 전자의 부족은 또한 미토콘드리아의 전자 수송 사슬을 탈포화시켜 만성피로를 유발하고 면역계 세포의 세포 간 이동 및 기타 필수적인 활동들을 늦추고 있을 뿐만 아니라 몸의 경미한 손상조차도 장기적인 건강 문제로 비화할 수 있게 만들었다. 다시 말해 위와 같은 접지의 차단으로 우리 몸이 자유전자를 보충받을 수 없으면 염증 과정이 비정상적인 과정을 거치게 된다. 즉 전자가 부족한 영역은 추가적인 손상에 취약해지고, 몸은 양전하를 띠게 되어 감염을 막아내는 데 어려움을 겪게 된다. 그 결과는 우리의 면역체계를 끊임없이 활동하게 만들고 결국 힘이 소진되게 만든다.

그렇게 힘이 소진되면서 면역계의 세포는 신체의 다양한 화학구조(자기항원(self)이라고 한다)와 기생충, 박테리아, 곰팡이 및 암세포 분자(타자항원(non-self)이라고 한다)를 구별하지 못하게 될 수 있고, 그러한 면역계의 기억 상실은 면역세포들로 하여금 자기 자신의 신체 조직과 기관에의 공격으로 이어질 수 있다. 소위 말하는 자가면역질환의 발병이다.

위 논문은 당뇨병 환자에게 있는 랑게르한스 섬의 인슐린 생산 베타 세포가 파괴되는 것이나 면역체계가 자신의 관절의 연골을 공격하여 류마티스 관절염을 일으키는 것 등을 예로 제시한다.

그 외에 홍반성낭창Lupus erythematosus은 신체의 면역체계가 자신의 조직과 장기를 공격하여 발생하는 자가면역질환의 극단적인 예이다. 예를 들어 루푸스는 피부, 신장, 혈액 세포, 관절, 심장 및 폐를 포함한 다양한 신체 시스템에 영향을 미칠 수 있다. 시간이 지남에 따라 면역 체계가 약해지고, 당뇨병 환자의 상처에서 흔히 볼 수 있는 것처럼 염증이나 감염에 더 취약해지고 치유되지 않을 수 있다. 특히 약화된 면역체계가 신체의 어떤 부분을 먼저 공격할지는 유전적인 요인들, 습관들(수면, 음식, 음료, 운동 등), 신체 및 환경의 독소 등과 같은 요인들에 따라 달라진다. 그런데 위 논문의 저자들은 반복하여 관찰한 결과, 접지는 루푸스 환자나 기타 자가면역질환 환자의 통증을 감소시킨다는 사실이 확인되었다고 기술하고 있다. 저자의 '맨발걷기 시민운동본부'에서도 약물로 치유되지 않던 섬유근육통, 혈관염 등 심각한 자가면역질환을 가진 회원들이 맨발걷기와 접지로 병세가 나아지는 상황과도 그 맥을 같이 한다.

접지 또는 접지에 대한 위 논문의 연구와 저자의 '맨발걷기 시민운동본부' 회원들의 다양한 치유사례들은 만성 염증과 질병들에 대한 단순하고 자연적이고, 접근 가능한 치유의 새로운 건강전략의 출현을 의미한다. 이는 우리 신체의 기본 뼈대인 생체 매트릭스(기저 조절 또는 조직 장력 매트릭스 시스템)가 우리 인간의 주요 항산화 방어시스템의 하나임을 전제로 하고 있고, 위 논문에서 설명하듯이, 신체의 생체 매트릭스 시스템이 최적의 상태에서 효과적으로 운용되기 위해서는 모든 지구의 생명체의 '배터리'인 땅과의 전도성 접지를 통해 수시로 재충전되어야 하는 시스템임을 주목해야 함을 시사한다.

4

발바닥 아치와 발가락 Arch & Toe 이론

맨발걷기 치유의 또 다른 생리학적인 근거는 맨발걷기 시 발바닥 아치arch의 기능이 담보하는 스프링 효과, 혈액 펌핑 효과, 신체의 정자세 확보·유지효과, 발가락toes의 부챗살 펴짐으로 근골격계 전체의 균형 잡힌 안정적 작동을 기함과 동시에 발가락들이 땅을 끌어당기며 나아가는 추동력의 메커니즘 등에 있다.

(1) 발바닥 아치의 스프링spring 효과

르네상스 시대의 이탈리아를 대표하는 천재적 미술가·과학자·기술자·사상가였던 레오나르도 다빈치(1452~1519년)는 "인간의 발은 공학 기술 최고의 걸작품이요, 예술작품이다."라고 말했다. 이는

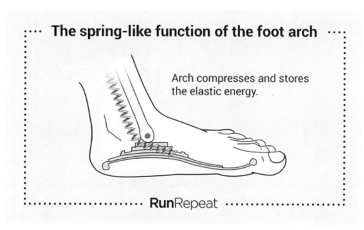

| 그림 14 | 발바닥 아치의 스프링 기능도-아치가 압축하면서 탄성에너지를 확보한다

발바닥 아치의 궁^弓자 형 구조와 그 탄성으로 인하여 맨발로 걸을 때 어떠한 거친 길이나 자갈길, 딱딱한 길과의 충격도 자연스럽게 흡수함으로써 발은 물론 온몸 전체의 근골격계를 싸고 있는 근육들을 말랑말랑하게 하여 온몸의 근골격계에 발생할 수 있는 각종 질환이나 통증들의 발생을 원천적으로 막아내는 효과를 가져오기 때문이다.

오늘날 많은 중년층, 노년층 사람들이 족저근막염, 무릎 관절염, 고관절염, 요통, 척추간협착증 등의 증세로 고통스러워하는 이유는 바로 우리가 매일 신고 다니는 신발과 구두에 그 근본 원인이 있다. 즉 우리가 매일 신고 살아가는 각종 구두 등 신발에는 발바닥 아치의 궁자 형 구조에 딱 맞춘 깔창insole을 끼워 넣어 신도록 함으로써, 위 발바닥 아치의 스프링 효과를 원천적으로 차단한다. 결국 조물주가 만들어 놓으신 인간공학의 최고의 걸작품인 발바닥 아치의 스프링 기능을 신발의 깔창에 의해 인위적으로 무력화시키며 살아가는 것이다. 더 나아가 딱딱한 밑창sole의 구두, 여성들의 경우 특히 하이힐을 신고 딱딱한 아스팔트나 시멘트로 포장된 길들을 걸으면 걸을 때마다 관절과 근육에 '탁, 탁, 탁' 충격이 가해지고, 그러한 생활을 수십 년 하다 보면 누구에게나 충격들이 누적되며 각종 근골격계에 통증을 유발하는 원인이 되는 것이다.

이러한 사실은 한 정형외과의 원장인 황윤권의 《디스크 권하는 사회》를 통해서도 밝혀졌다. "병원에서 디스크나 척추관협착증이라 진단하는 통증은 해당 부위 근육이 굳어져 생긴다고 본다. 근육은 본디 길이가 늘어나고 줄어드는 운동을 하게 되어 있는데 일정 기간 그런 변화(운동)가 없는 긴장된 순간이 반복되면 굳어진다. 말랑말랑해야 할 근육이 굳어져서 근육 속 말초신경이 통증을 느낀다."라는 사실과 그 내용 면에서 일치한다.

(2) 발바닥 아치의 혈액 펌핑pumping 효과

또한 맨발로 맨땅 위를 걷게 되면 우리 발바닥의 아치가 본래의 스프링 기능, 즉 프레스와 같은 기능을 원활하게 수행하면서 동시에 발바닥 아치의 수축과 이완이 교대로 이루어지게 된다. 그리고 동시에 발등을 가로지르는 대동맥이 열렸다 닫혔다 하면서 혈액을 밑에서부터 위로 펌핑해 올리는 중요한 기능을 수행하게 된다. 그래서 발바닥은 제2의 심장이라고 하는 것이다.

그러나 우리가 신발을 신고 살게 되면, 앞서 이야기한 깔창이 발바닥의 아치에 꼭 끼이게 만들어져 있기 때문에 발바닥 아치의 스프링 기능을 무력화하게 되고, 동시에 발바닥 아치의 압축, 이완이 이루어지지 않으면서 혈액 펌핑 기능까지 차단하게 된다. 그 결과 온몸으로의 혈류가 원활하게 이루어지지 않게 됨으로써 각종 질병의 근원으로 작용하게 되는 것이다.

(3) 발바닥 아치의 정자세 확보·유지효과

맨발로 걸으면 발의 아치가 정상적으로 작동함으로써, 즉 양발의 아치가 양쪽의 축을 형성하면서 디디고 선 평평한 땅과 직각을 이루며, 두 다리와 요추, 척추, 경추들이 90도 각도로 똑바로 서게 되는 균형 있는 정자세의 직립자세가 형성된다.

직립의 인간이 가질 수 있는 가장 아름다운 자세가 구축되는 것이다. 그렇게 양발로 건강하게 바른 자세로 대지를 딛고 선 당당한 인간의 아름다움은 이루 말할 수 없다. 그것은 맨발로 섰을 때만 가능한 일이다.

(4) 발가락Toes의 꺽쇠효과

맨발로 걷게 되면 우리의 다섯 개 발가락들이 마치 부챗살the ribs of a fan처럼 쫙 펴지게 된다. 그리고 그 발가락들이 땅을 밟고 안정되게 서게 하는 꺽쇠역할을 할 뿐만 아니라, 몸과 함께 땅을 끌어당기면서 앞으로 나가는 추동력을 얻게 된다. 그러한 발가락들의 기능은 온몸의 정상적인 작동을 위해 매우 중요한 역할을 한다.

'스본스도'의 이론을 확립한 재독 한의사 김세연의 유투브 영상에서는 "발가락의 힘이 세어지면 발이 수송(펌핑)하는 혈액량도 늘어난다. 그리고 몸이 지니는 혈액량도 증가하게 된다. 발가락의 구부리는 힘과 속도가 약하면 발 근육뿐만 아니라 허리 근육, 경추 근육 또한 약화되어 머리가 똑바로 서지 못하고 앞으로 굽어 수그러지는 현상을 일으킨다. 머리가 앞으로 숙어지고, 경추 근육이 제대로 동작을 못 하면 머리로 가는 혈액량이 줄어들어 두뇌활동이 감소하게 되고, 치매, 파킨슨씨병 등의 발병 원인이 된다.

노쇠 현상도 발가락에서 제일 빨리 오며 노쇠에 따라 발가락 힘이 줄어들면 머리가 앞으로 숙어지면서 어깨와 허리도 굽어진다… 하이힐을 신으면 발의 완충작용과 발가락 힘을 잃어버린다. 그에 따라 혈액 수송량도 줄어들게 되고 몸의 모든 근육의 움직임의 저하를 가져온다. 발가락의 작용 반작용의 힘은 몸의 모든 근육에 영향을 미친다. 경추 근육의 움직임의 저하는 머리에 가는 혈액량도 줄어들게 만들고 갑상선의 기능 저하도 가져온다… 발가락 중 맨 끝에서 2개의 4, 5번 발가락이 약할 경우에는 고관절의 문제가 생기고, 엄지인 1번 발가락이 약할 경우에는 관절염, 척추디스크의 문제가 생긴다."고 하였다.

우리는 원래 조물주가 인간을 창조하신 설계도대로 맨발로 맨땅을 걸어야만 발바닥의 아치가 제대로 형성될 뿐만 아니라, 발가락 본연의 기능처럼 맨발로 걸을 때 발가락이 부채살처럼 펴지면서 땅을 꺽쇠처럼 안정되게 잡은 상태에서 땅을 끌어당기며 나아가는 추동력을 얻게 된다. 또 당연히 발가락의 힘들이 강건해지면서 몸 전체의 근골격계가 안정된 정자세를 유지하게 되고, 결과적으로 통증 없는 건강한 근골격계가 구축되는 것이다.

땅이 주는 치유의 선물
맨발로 걸어라

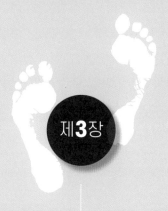

제**3**장

접지는 어떻게
우리의 건강을
회복시키는가?

나는 걸을 때만 명상할 수 있다. 걸음을 멈추면 생각도 멈춘다.
나의 정신은 오직 나의 다리와 함께 움직인다.

- 장 자크 루소

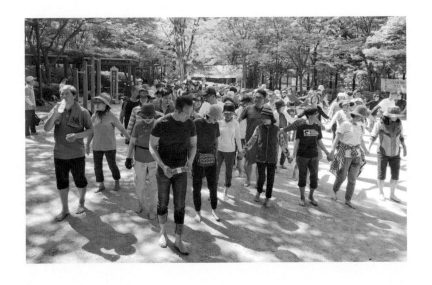

❶
접지에 대한
해외 연구논문

심혈관질환(CVD)은 전 세계적으로 제일 큰 사망 원인이다. 2020년 10월호 〈미국 심장학회 저널 Journal of the American College of Cardiology〉에 의하면 전 세계 심혈관질환 환자 수는 1990년의 2억7천100만 명에서 2019년에는 5억2천300만 명으로 2배 가까이 늘었다. 그리고 심혈관질환 사망자 수는 1990년의 1천210만 명에서 2019년에는 1천860만 명으로 증가했다.

또한 지난 2010년 이후 접지 이론 학자들은 땅의 표면에 사람이 직접 접지하면 다양한 심혈관 위험 요인에 대한 긍정적인 변화와 함께 인체의 생리학적 건강에 흥미로운 영향을 미친다는 사실을 밝혀냈다. 그중 핵심적인 학자들인 공학물리학자 가에탕 쉬발리에 박사와 심장의학자 스티븐 시나트라 박사 등은 2013년 2월 14일 미국의 대체의학지에 〈접지는 심혈관질환의 핵심 요인인 혈액의 점성을 낮춘다 Earthing (Grounding) the Human Body Reduces Blood Viscosity—a Major Factor in Cardiovascular Disease〉는 연구논문을 발표하였다.

동 연구는 10명의 건강한 성인 피험자들을 모집하여, 2시간 동안 접지선에 발을 연결하고, 접지 전과 후에 각각 혈액을 뽑아 혈액 표본을 현미경 슬라이드에 놓고 이들에 전기장을 가하여 현미경으로 촬영한 영상에서 세포의 종말속도를 측정, 적혈구의 전기영동이동도電氣泳動移動度를 측정하고, 각 시료의 군집 세포 수를 세어 적혈구의 응집 현상clumping을 측정한 것이다.

우선 10명의 건강한 피실험자(남 4, 여 6)를 선발하여, 각 피험자의 발바닥과 손바닥에 접지된 전도성 패치를 |그림 15|와 같이 연결, 부착했다.

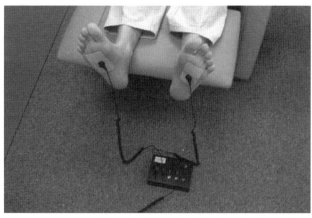

| 그림 15 | 접지선 연결 전도성 패치를 발바닥에 붙여 접지실험함

그리고 피험자로부터 손가락에 바늘을 찔러 혈액 표본을 채취한 후, 각 피험자를 실험실의 편안한 안락의자에 앉아 있게 했다. 그리고 접지 2시간 후, 피험자가 아직 접지된 상태에서 다시 혈액 표본을 더 채취하여 분석하고 그 결과를 아래와 같이 밝혀냈다.

모든 피험자는 |표 1|에서 나타난 바와 같이 접지 2시간 후 제타전위의 절댓값이 증가하였으며, 가장 작은 증가는 1.27배, 가장 큰 증가는 5.63배, 평균적으로 제타전위의 절댓값은 평균 2.70배 증가했다. 동시에 혈류의 속도 역시 가장 작은 증가가 1.24배, 가장 큰 증가는 5.53배가 빨라졌다.

각자의 건강 상태에 따라 제타전위 값이 큰 차이를 보였다는 뜻이다. 피실험자가 건강할수록 제타전위의 증가 값은 낮았고, 최고 증가치를 보인 사람은 건강 상태가 아주 안 좋은 사람으로 일주일에 한 번씩 800mg의 이부프로펜을 복용한다고 하였다. 그러한 점에 비추어 보면 건강이 취약한 사람일수록 맨발 걷기와 접지의 효과가 두드러지게 나타날 것이라는 추정도 가능하다.

다시 말해 2시간 접지를 통해 동 피실험자들의 적혈구의 제타전위, 즉 세포 간의 서로 밀어내는 힘이 2.7배가 더 커졌고, 그만큼 혈액의 점성이 낮아지고 묽어졌다. 혈액이 묽어진 만큼 당연히 혈류의 증가 속도는 빨라질 것이고, 그 결과가 10명에서 평균 2.68배가 나타났다는 것이다.

또한 10명의 피험자들의 2시간 접지 후 적혈구 응집 상태는, 응집체 또는 응집집단 이 유의하게 더 많아졌다고 밝혔다. 다시 말

|표 1| 10명 피실험자의 혈류 속도와 제타전위

피실험자	혈류 (µm/s)			제타전위		
	접지 전	접지 후	접지 후/접지 전	접지 전	접지 후	접지 후/접지 전
1	11.9	29.2	2.46	-7.96	-19.6	2.46
2	3.65	13.6	3.73	-2.45	-9.14	3.73
3	9.36	11.6	1.24	-5.62	-7.12	1.27
4	12.1	21.6	1.79	-7.29	-13.6	1.86
5	9.46	20.8	2.2	-5.87	-13.0	2.22
6	5.78	32	5.53	-3.61	-20.3	5.63
7	11.8	42.7	3.61	-7.40	-26.8	3.63
8	7.42	24.4	3.29	-4.66	-15.4	3.3
9	5.26	11.4	2.16	-4.14	-8.96	2.16
10	4.8	10.7	2.23	-3.80	-8.50	2.24
합계	81.5	218		-52.8	-143	
평균	8.15	21.8	2.68	-5.28	-14.3	2.7
표준편차	3.19	10.6	1.24	1.85	6.37	1.26
평균 표준오차	1.01	3.34	0.39	0.585	2.02	0.4

해 2시간 접지 후 1개 또는 2개의 세포를 가진 응집집단의 수가 3개 또는 4개의 세포들로 뭉쳐진 응집집단의 수보다 월등하게 많아졌다는 사실이고, 이는 3~4개의 세포로 뭉쳐진 응집집단이 접지 전에 비해 현저히 그 숫자가 줄어들었다는 사실을 의미한다.

이러한 사실은 |표 2|의 마지막 열 중 접지 전 4개 이상의 세포들이 뭉친 클러스터 수 34.7개가 2시간 접지 후 동일한 클러스터 수 15개로 절반 밑으로 떨어진 사실이 확인되고, 이는 접지 전보다 접

| 표 2 | 10명 피실험자들의 세포 응집상황

		응집클러스터 총 수	세포 총 수	각 응집클러스터 내 세포 수			
				1개	2개	3개	4개
접지 전	평균 개수	49.5	100	26.8	21.4	17.1	34.7
	표준편차	5.53	0	5.90	2.96	1.68	3.14
	평균 표준오차	1.60	0	1.70	0.855	0.485	0.370
2시간 접지 후	평균 개수	64.5	100	43.1	26.4	15.5	15.0
	표준편차	2.93	0	3.99	1.35	0.731	2.55
	평균 표준오차	0.845	0	1.15	0.391	0.211	0.301

지 2시간 후 적혈구의 응집 현상이 현저히 줄어들었음을 보여준다.

그간 사람이 땅을 맨발로 걷고 접지하는 것의 생리적 접지 효과에 대한 미국의 여러 임상 연구에서 심혈관 및 심장 관련 지표의 개선이 나타났다고 보고되었는데, 그 첫 번째 연구 중 하나가 접지된 상태에서 잠을 잔 피실험자들의 낮-밤 코르티솔 리듬의 정상화 보고다. 코르티솔 분비가 상승하면 일일 생체리듬이 혼란스러워지고 교감 신경계가 만성적으로 활성화되어 불면증과 고혈압, 심혈관계 질환, 뇌졸중 및 기타 장애를 포함한 건강에 미치는 영향들이 나타나는 것으로 널리 알려져 있다.

그다음 이어지는 연구에서 부교감 활동의 증가와 가장 최근에는 심박변이도(HRV)의 증가 등을 포함하는 자율신경계(ANS)에 대한 접지의 긍정적인 효과가 반복적으로 확인되었다. 특히 심박변이도는 심혈관계에 대한 자율신경 균형과 스트레스의 상태를 나타내는 중요한 지표로서, 그 감소는 자율신경 기능 장애를 나타내며 관상동맥 질환의 진행의 심각성을 사전 예측케 한다. 그래서 단지 땅을 밟고 접지하는 일만으로도 심혈관계 질병들의 치유를 위한 기본 건강전략으로 활용될 수 있으며, 특히 자율신경계의 긴장이 높은 사람이나 혈압이 높은 분들에게 접지를 추천할 수 있다고 동 논문은 기술하고 있다.

결국 사람들에게서 혈액 점도가 높아지는 것은 고혈압, 혈전의 생성, 국소성 빈혈 및 관절염에 영향을 미치기 때문에 심혈관질환의 예측 인자가 될 수 있다는 것이다. 그러나 불행하게도 혈액 점도는 잊혀진 위험 요소가 되었으며, 임상 실습에서 거의 측정되지 않고 있다. 하지만 심혈관질환을 예방하고 치유하기 위해서는 혈액의 점도와 적혈구의 응집을 낮추는 해결책이 매우 중요하다.

특히 약물 중 스타틴_{Statins}은 혈액점도 조절에 효과적인 것으로 보이지만, 사망을 초래하는 등 심각한 부작용을 초래할 수 있다. 또한 일부 환자는 스타틴 과민증이 있다. 따라서 이소프레노이드_{Isoprenoid} 억제에 의존하지 않는 안전하고 효과적인 항염증전략의 사용이 바람직하다고 할 수 있다. 신체를 땅과 접지하는 것은 사실상 무해하다. 지금까지 접지가 약전(BP)에 미치는 영향에 관한 체계적인 연구는 없었다. 그러나 땅과의 접지를 하면 와파린, 쿠오마딘과 같은 혈액 희석제를 사용하는 환자는 혈액의 응고 정도를 자주 모니터해야 한다고 알려져 있다. 접지가 혈액 희석 효과를 가져오기 때문이다.

의사가 땅과의 접지처럼 아무런 해가 없고 지극히 단순한 자연치유의 해결책을 환자에게 권장하면 인간의 고통을 완화하고 삶의 질을 그만큼 향상시킬 수 있다. 이 파일럿 연구 결과에 따르면 접지는 제타전위에 안전하고 중요한 영향을 미친다.

심혈관질환은 침묵의 살인자로 알려져 있다. 암은 환자가 그를 인지하고 치유의 방법을 찾아낼 시간적 여유가 주어지지만, 심장마비, 급성심정지, 심근경색, 뇌졸중, 뇌출혈 등 심혈관질환은 대비할 시간조차 주어지지 않는다. 잠을 자는 동안 어느 순간 들이닥쳐 응급처치할 시간조차 없이 바로 생명을 앗아가거나, 설령 응급조치를 취하더라도 그 후유증이 심대하여 반신이 마비되거나 평생 식물인간으로 살아가는 경우도 허다하다.

그래서 우리는 충분한 대비가 필요하다. 그 대비란 어떻게 우리의 혈액을 맑고 묽게 유지하느냐의 문제다. 그래서 혈액의 점도가 높거나 혈류의 속도가 원활하지 않을 경우나 혈압이 높으면 병원에서는 혈액 희석제, 혈압약 등을 처방하고 평생 그러한 약을 복용할 것을 권한다. 그러나 매일매일 토마토케첩처럼 끈적끈적해지는 혈액이 와인처럼 묽고 맑게 유지되도록 하는 근원적인 생활 방식의 확보가 필요하다.

여기에 우리의 맨발걷기와 접지의 필요성이 대두되는 것이다. 위 논문에서는 땅과 접지를 하면 땅속에서 무궁무진하게 존재하는 자유전자가 우리 몸속으로 올라와 적혈구의 표면전하를 올리고, 제타전위를 높여 혈액의 점성을 묽고 맑게 변화시킬 뿐만 아니라 혈류의 속도를 원래의 정상으로 계속 유지할 수 있도록 해 준다는 사실을 임상실험으로 밝혀냈다. 다시 말해 맨발로 걷거나 땅과의 접지를 계속하면 혈전이 생길 이유가 없어지고, 따라서 혈액 희석제인 아스피린이나 와파린, 쿠오마딘 등의 약물을 복용할 필요가 없다. 실제 저자와 함께 맨발로 걷는 사람들이 혈액이 맑아지고 혈압이 낮추어져 더 이상 약물의 처방이 필요 없다는 주치의의 결정이 내려진 경우들이 많다.

(2) 접지가 혈압을 낮춘다

얼마 전 뇌졸중 후 반신마비로 고생하던 장천수 씨(남, 55세)가 맨발로 걷기 시작한 후 50일째 되는 날, 혈압이 정상으로 내려와 스스로 혈압약을 끊었다. 그리고 그 후 2달째 되는 날 병원에서 정기 검진을 받았더니, 혈액이 맑어져 혈액 희석제 처방을 4알에서 2알로 줄였다는 더욱더 진전된 소식을 전해왔다.

지난 2018년 11/12월호 미국 〈대체치료지Alternative Therapies〉 Vol. 24 No. 6는 미국의 심장의학자 호워드 엘킨박사Howard K. Elkin, MD, FACC와 안젤라 윈터 간호사Angela Winter, RN, BSN의 〈환자들의 접지는 고혈압을 개선한다; 사례 연구Grounding Patients With Hypertension Improves Blood Pressure: A Case History Series Study〉 논문을 통해 고혈압 증세 개선에 접지가 효과를 미쳤다는 사실을 세계 최초로 밝히고 있다.

동 논문은 지난 15년 동안 수행된 접지에 관한 연구는 지구의 표면전하가 우리 인간에게 여러 가지 유익한 결과를 가져다 준다는 사실을 밝혀내었다고 밝히고 있다. 그리고 사실 여부를 입증하기 위해 10명의 고혈압 환자(일부는 혈압약을 복용하고, 일부는 복용하지 않고 있다)들을 대상으로 한 일련의 파일럿 테스트를 진행하였다.

먼저 병원에서는 피험자들의 혈압을 측정한 후, 10명 각자 접지를 시작하도록 하였다. 즉 피실험자들로 하여금 하루 10~12시간 접지 시트를 쓰도록 하면서, 참여자들 모두 밤에는 발이나 종아리, 넓적다리 등의 피부를 접지 시트에 대고 잠을 자도록 하였고, 낮에는 책상이나 의자에 앉아 컴퓨터 작업을 하거나, 책을 읽거나 TV를 볼 때 바닥에 접지패드를 놓고 맨발을 대고 있도록 하였다. 여기서 접지 시트와 피부의 직접 접촉은 필수조건이다. 그리고는 약 한 달 간격으로 병원에서 3회에 걸쳐 혈압을 측정하도록 하였다. 물론 환자들에게도 혈압계가 제공되었고, 각자 집에서 12주 동안 매주 월요일, 목요일, 토요일 각 아침 8시와 저녁 8시에 혈압을 재도록 하였다.

그랬더니, 모든 고혈압 환자들의 혈압측정 결과는 3개월의 실험기간 괄목할 만하게 개선되었으며, 일부 환자들은 3개월이 되기 전에도 개선 현상을 보였다. 즉 수축기의 혈압수치는 각각 최소 8.6%에서 최대 22.7% 줄어들었으며, 동 10명의 평균 감소 개선율은 14.3%였다.

그리고 아래는 환자들의 데이터를 실험 전과 실험 후로 나누어 분류한 것이다.

| 표 3 |

환자	나이	성별	실험 전 혈압	2개월 접지 후	3개월 접지 후
1	63	여	140/70	118/90	124/76
2	64	여	145/80	94/70	115/79
3	57	여	145/100	116/72	124/70(5개월 후)
4	67	남	140/80	124/70	123/80
5	74	남	152/60	130/70	130/70
6	71	남	150/70	136/61	116/56
7	41	남	148/80	126/86	118/72
8	66	여	150/70	127/82	128/72
9	63	여	140/80	117/70	128/62
10	66	여	143/79	146/85	124/68

위 피실험자 10명의 접지 시트 사용 후 1개월 후, 2개월 후, 3개월 후 평균 혈압의 추이를 나타낸 그래프는 아래와 같다.

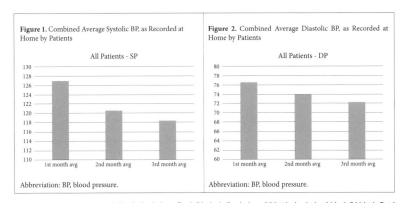

Figure 1. Combined Average Systolic BP, as Recorded at Home by Patients

All Patients - SP

Figure 2. Combined Average Diastolic BP, as Recorded at Home by Patients

All Patients - DP

Abbreviation: BP, blood pressure.

| 그림 16 | 3개월 접지 기간 수축기 혈압의 추이와 3개월 접지 기간 이완기 혈압의 추이

이 연구를 통해 접지가 고혈압을 개선하는 데 영향을 미친 요소에는 자율/부교감 신경의 개선, 코르티솔 분비의 안정화 효과, 염증과 통증의 감소, 수면의 질 향상, 혈류 및 혈액 점도 개선 같은 다양한 작용이 포함되어 있었다. 결과적으로 동 피실험자들 모두 혈압Blood Pressure이 괄목할 정도로 개선된 것으로 나타났고, 숙면을 하였다거나 통증이 줄었다는 등의 긍정적인 증언들을 한 것이다. 피실험자들 또한 접지 시트를 사용한 후, "잠을 더 잘 자게 되었다.", "통증이 줄었다.", "마음이 차분해졌다."는 등의 변화를 증언하였다.

결국 위 논문은 접지 시트를 통한 접지가 고혈압 초기 또는 중증 환자 중 혈압약을 복용하기를 꺼리는 사람들에게는 자연스럽게 혈압을 낮출 수 있는 하나의 안전하고, 단순하고, 효과적인 생활 속의 해법 또는 전략이 될 수 있다는 사실을 시사해 준다.

(3) 맨발걷기와 접지로 COVID-19를 치료하다

저자는 프롤로그에서도 밝혔듯이, 코로나19 팬데믹이 초래된 원인은 현대인들의 땅과의 접지 차단에 따른 면역력의 저하 때문임을 적시한 바 있다. 동시에 맨발걷기와 접지로 코로나19를 예방하고 치유할 수 있다는 믿음을 공고히 하고 있다.

마침 지난 2020년 12월 이라크 바스라Basrah 대학 의과대학 하이더 압둘-라디프 무사Haider Abdul-Lateef Mousa, MB ChB, MSc 교수가 〈접지에 따른 COVID-19의 예방과 치료Prevention and treatment of COVID-19 infection by earthing〉 제하의 코로나19 확진자들에 대한 세계 최초의 임상 연구논

문을 발표하였다. 무사 교수의 기술에 의하면, 동 논문의 경우 바스라의과대학의 대학 당국의 승인은 받았지만, 정부 당국의 승인과정을 아직 받지 않아, 사안의 중요성을 감안, 우선 OSF프리프린트^{OSF Preprints}라는 논문 사전 발표사이트에 등재하였다고 밝히고 있다. 코로나19로 고통받고 있는 세상 사람들에게 맨발걷기와 접지가 조금이라도 그 예방과 치유에 도움이 될 수 있다는 의사의 양심과 책무에 충실한 판단이라 믿어 의심치 않는다. 따라서 그 과정상의 문제보다는 동 논문의 결과가 주는 시사점을 현재의 코로나 팬데믹을 넘는 데 도움이 되는 방향으로 각국의 보건당국과 정부 그리고 의학계가 추가적인 임상실험과 입증에 나서주기를 바라는 것이 저자의 솔직한 심경이다.

동 연구는 2020년 5월 28일부터 2020년 11월 5일까지 이라크 바스라^{Basrah} 주의 COVID-19 확진자 59명의 환자를 대상으로 촉촉한 땅을 맨발로 걷거나 건물의 접지시스템에 연결된 전도성 패치를 연결하여 접지하도록 하여 그 경과를 관찰하는 방법으로 연구를 진행하였다. 환자들에게는 증세의 심각성에 따른 처방으로 약물을 복용토록 하였고 접지를 하더라도 약물의 복용을 중단하지 말 것을 지시하였고, 의사들과도 평소와 다름없이 상담을 계속하도록 하였다.

총 59명 환자들은 32~88세(평균 53세)이며 감염 정도는 중증(severe) 20명, 중등도(moderate) 28명, 경중(mild) 11명이었다고 한다. 그중 6명(32, 38, 47, 49, 58, 59세)은 코로나에 걸리기 전부터 맨발로 걸어서인지 확진이 되었어도 경미한 증상을 보였거나 단기간만 아프고 나왔다는 보고다. 가장 놀라운 결과는 56세 확진자로 그는 호흡 곤란, 기침, 발열 및 혈액 산소농도 74%로 병원에 입원하여 지속적으로 산소 공급, 항바이러스성 아비파비르Avifavir, 정맥주사 수액, 프레드니솔론, 아지스로마이신Azithromycin, 정맥 세프드리아손Ceftriaxone, 재생 혈장 등이 주사되었지만, 1주일 동안 호전이 없자 자신의 책임하에 퇴원하여 집에서 약물치료와 산소 공급을 계속했다. 그렇지만 2주째 그의 병세는 극도로 악화되었고, 심한 호흡 곤란, 산소 농도계 측정 산소 수준은 38%, 흉부 CT 스캔에서 70% 이상 폐의 감염까지 확인되었다. 이에 그 아들로 하여금 접지패드를 사용하여 그 환자를 접지선과 연결시키도록 하였다. 하루 3시간씩 2번의 접지를 실시한 후 놀랍게도 이틀째에 상당한 개선 현상이 나타났고, 산소를 공급하고 있는 동안 산소 수준이 95%로 증가했고, 산소 공급이 없을 때도 산소 수준은 77%를 보였다. 그렇게 매일 3시간 3일간의 접지 후 동 환자는 완전하게 회복이 되었다는 보고다

그 외에도 동 논문은 접지를 제대로 하지 않은 고혈압, 진성당뇨의 기저 질환을 가졌던 환자 1명이 사망하고 2명의 여성 환자와 연락 두절이 되는 등 동 3명의 사례를 제외하고 호흡 곤란으로 산소 공급을 받던 2명의 환자를 포함한 16명의 중증 코로나19 환자들 모두 일반 약물 처방과 함께 충분한 접지 처방으로 합병증 없이 코로나로부터 모두 1~3일 사이에 회복되었다고 보고하였다.

한편 중등도 환자 28명 중에서도 67세의 한 당뇨병 환자는 확진된 지 3주차에 지속적인 발열, 신체 통증, 식욕 부진, 후각과 미각의

상실 등을 호소하였으나, 하루 약 2시간의 접지를 실시하자, 그 다음 날부터 눈에 띄게 증세가 호전되고, 열도 내렸고, 후각과 미각도 살아났다는 보고다. 나머지 모든 중등도 증세 환자 27명, 경증 환자들 11명 등 38명 모두 하루 15분~3시간의 접지를 실시한 이후 1~3일 안에 모두 매우 빠르게 증세가 개선되었다(improved significantly)는 보고다. 실제 빨리 접지를 시작한 환자들(확진 후 1~5일 이내)의 경우, 코로나19 증세는 1~16일(평균 8일) 사이에 완전히 회복되었다는 사실이 이번 연구의 결과다.

그렇다면 위와 같은 코로나19 환자들의 맨발걷기 또는 접지를 통한 치유의 결과는 어디에서 비롯된다 할 수 있겠는가. 저자는 본서에서 접지 이론의 천연의 항산화 효과, 혈액 희석 효과, ATP 생성 촉진 효과와 염증 및 통증의 완화 효과에 대해 누누이 강조하였다. 그 결과가 암이나 고혈압, 고혈당과 심혈관질환, 뇌질환 등 여타 수많은 만성질환들은 물론 감기 등 감염성 질병에 대한 치유 효과로 나타나고 있으므로 코로나19의 경우도 그 예외가 아니라는 생각이다.

실제 지난 2020년 2월 18일 한 언론과의 인터뷰에서 국립의료원의 신영식 센터장은 "치료제가 없는데 어떻게 좋아졌느냐고 하면, 자연적으로 치료된 것." 즉 우리 몸에 갖춰진 면역시스템이 작동해 저절로 치료되었다는 뜻으로 설명하며, "약이 없는 일반 감기 코스와 비슷하게 정상적인 건강한 성인이라면 (코로나19) 바이러스에 감염되더라도 우리 몸의 면역체계가 작동해 짧게는 10일에서 길게는 3주(21일) 안에 항체가 생겨 병이 저절로 좋아지고, 균이 다 없어져 열도 떨어지고, 그래서 낫게 되는 것."이라고 하였다.

그런데 병원에 입원해 있는 동안 그러한 자연적인 면역력의 형성으로 치유가 이루어지는 질병이라면, 여기에 맨발걷기와 접지를 통해 땅속에서 생명의 자유전자를 받아들인다면, 그 면역력의 증강 속도와 증강 정도는 접지가 차단된 사람들과는 그 치유력과 회복력에서 현저한 차이가 있으리라고 누구나 미루어 짐작할 수 있을 것이다.

물론 위 논문의 저자는 "다만 본 연구의 한계는 표본 크기가 작고, 입원하지 않은 환자를 대상으로 수행되었으며, 대상이 된 많은 환자가 통상의 치료를 받고 있었고, 또 결과를 비교할 수 있는 접지되지 않은 그룹의 대조군이 없었다는 한계를 가지고 있다. 이에 좀 더 큰 모집단 규모의 환자들을 대상으로, 입원한 환자들을 대상으로, 또 더 심각한 증세를 가진 사람들을 대상으로 한 접지의 연구가 필요하다."라고도 밝히고 있다.

하지만 이 논문을 통해 그간 저자가 주장해 온 바 그대로 코로나19의 원인이 바로 현대인들의 접지의 차단에 따른 면역력의 저하가 그 원인이었음이 사실로 확인되었다 하겠다. 더 나아가 저자의 맨발걷기가 그간의 암이나 심혈관질환 등 비감염성 만성질환의 예방과 치료는 물론 코로나19와 같은 감염병의 예방과 치료에서도 단 며칠 만에 경이로운 예방과 치유 효과를 가져온다는 사실의 임상적 확인이 세계에서 처음으로 이루어졌다는 사실이다.

따라서 지금이라도 전 세상이 백신과 치료제의 개발은 그대로 진행하면서, 동시에 전 국민을 더 나아가 전 세계인들을, 저자의 '맨발걷기 시민운동본부'의 방침과 같이 하루 3회 정도, 총 1.5~2시간씩 매일 맨발로 걷고 땅과 접지할 수 있도록 권장하고 인도하면, 우리나라는 물론 전 세계가 이른 시간 내에 코로나19의 위험으로부터 벗어날 수 있게 됨과 동시에 코로나19 이전의 정상 상태로 조기에 복귀할 수 있을 것임을 시사하는 것이라 하겠다.

(4) 땅은 생명이자 치유의 스위치

저자는 항상 땅은 생명의 원천이라 했다. 그리고 땅과의 접지는 뭇 현대 문명병들을 치유한다고도 하였다. 지난 5년간 '맨발걷기 숲길 힐링스쿨'의 많은 회원의 증언들이 그를 누누이 확인시켜 주었다. 그리고 저자가 정리한 지압 reflexology 이론과 전기전문가 클린트 오버, 심장의학자 스티븐 시나트라 박사, 건강기고가 마틴 쥬커 Martin Zucker 등이 저술한 《어싱, 땅과의 접촉이 치유한다》의 접지 earthing 이론을 종합한 정연한 이론체계가 그를 확실하게 뒷받침해 주고 있다.

그러한 맨발걷기 치유의 과학적 근거를 입증하고 "땅속의 자유전자가 생명과 치유의 원천이다."라는 이론체계를 입증하기 위해 여러 노력을 기울여 왔다. 저자 자신이 후술하듯 양파와 우유, 금붕어, 고무나무 등을 이용한 접지 실험을 해 왔고, 그 결과 접지된 양파나 우유, 금붕어, 고무나무들은 접지되지 않은 양파나 우유, 금붕어, 고무나무와는 현격한 차이를 보인다는 사실을 뚜렷이 확인하였다. 동 실험들을 통해 땅속에서 올라오는 생명의 원천인 자유전자 free electron 가 그들 생명체나 무생물에, 더 나아가 우리 인간의 몸에 얼마나 큰 영향을 미치는지를 미루어 짐작할 수 있었다.

하지만 그러한 체계적인 이론과 수많은 치유의 증언들 그리고 위 접지 실험 결과들만 가지고는 그래도 부족하여 의학계에서의 맨발걷기와 접지에 대한 임상실험 결과를 찾아보기 시작하였다. 미국 〈Science Direct〉지의 'EXPLORE' 2020년 5-6월 자 Volume16, Issue3에 발표된 웬디 메니고즈Wendy Menigoz, 트레시 라츠Tracy T Latz 등의 〈통합적, 생활적 의학 처방은 접지를 포함해야 한다: 실험적 증거와 임상 관찰에 대한 연구Integrative and lifestyle medicine strategies should include Earthing (grounding): Review of research evidence and clinical observations〉라는 제목의 논문을 찾아내었다.

그리고 동 논문에는 마침 맨발걷기와 접지 관련 임상실험 결과들을 기술한 의사와 침술의사, 마사지 전문 의사 등 세 사람의 임상 결과가 실려 있다.

하와이에서 쥬쥬베클리닉을 운영하는 키몬 카마이(DAc(침술전문의, 내과))는 3년 전에 접지에 대해 알게 되었고, 그로부터 맨발로 걷고, 달리고, 마당 일을 하는 등 할 수 있는 한 맨발로 생활하기 시작했다. 그는 다이어트 등 좋은 건강법들을 따르고 있지만, 접지로 인해 몸에 결정적인 에너지 차이가 생기는 것을 금방 발견하였다. 접지한 이후 더 긍정적으로 바뀌었고, 더 기분 좋은 감정, 그리고 더 개운함도 경험했다.

그래서 자신이 침술, 해독, 혈액 활동, 영양 및 식이요법 같은 내과의 여러 종합 치유프로그램에 접지를 추가하였고, 일상의 처방으로, 환자로 하여금 마당이나 해변 또는 공원 등 언제 어디서나 맨발로 걸을 것을 요구하고 있다. 처음에는 최소 10분부터 시작하여 가능한 더 늘리도록 하고, 실내에서도 가능한 접지패드 등을 통해 자신을 땅과 접지하도록 권한다고 한다. 그의 진료소는 해변에 인접해 있어서, 환자에게 진료실 방문 후 물에 젖은 모래사장을 따라 맨발로 최소 10분 이상 걷도록 권하고, 환자 중 암이나 신장 부전으로 발과 다리에 상당한 부종이나 물이 차 있는 경우, 2명의 간호사들이 환자들을 해변까지 데리고 갔다 오도록 지시한다. 간호사들은 삽을 들고 가서, 젖은 모래에 구멍을 파고, 환자들이 그 구멍에 다리를 내린 채로 모래 위에 앉아 있도록 도와준다는 것이다. 그런 후 그 구멍을 모래로 채우면 약 20분 후에 부종이 대부분 사라진다는 사실을 발견하였다. 해변의 '젖은 모래 치료' 덕분에 환자는 대부분 매우 행복해했고 기분도 좋아졌다는 임상 보고다.

그는 또 아토피성피부염을 앓고 있는 많은 어린이의 경우 부모님들에게 아이들을 공원으로 데려가 맨발로 뛰어다니게 하거나 해변으로 가서 수영하고 맨발로 걷게 했고, 그들은 맨발걷기로 매우 빨리 치유되었다는 사실도 확인하였다. 그레이브스병(갑상선 기능 항진증의 가장 흔한 원인이 되는 질환)이나 루푸스병, 다발성경화증, 류머티즘성 관절염과 같은 많은 자가면역질환을 앓는 환자들도 그러하다. 그런 환자들도 접지가 매우 큰 도움이 되었다는 사실을 확인하였다.

특히 혈액순환이 좋지 않았던 환자들은 접지로 인해 그들의 발이 따뜻해짐을 느끼게 되었고, 따라서 혈액순환이 개선되었다는 것이다. 통증 환자들은 통증이 많이 줄어들었음을 보고할 뿐만 아니라 욱신거림이 있었던 경우는 그러한 욱신거림이 줄어든다는 것이었다. 치유의 해결책은 바로 땅에 있다(The remedy is in the ground)는 사실의 확인이다.

접지는 여러 수준에서 전반적인 건강의 개선 현상을 가져오고, 다른 의학적 처방들과 같이 쓸 때 다양한 차원에서 시너지 효과를 발휘한다. 수년 동안 다이어트나, 해독, 운동요법 등이 혈액검사 결과를 개선한다는 사실을 확인해왔는데, 실제 접지를 처방한 이후 그 치유 결과는 놀라울 정도로 더 좋아졌다.

한편 노스캐롤라이나 무어스빌의 통합정신과 의사인 트레시 라츠도 질병의 치유에 대한 광범위한 접근법의 일부로 접지를 추천하고 있으며, 그를 다차원의 치유를 위한 의학적 처방의 강력한 한 도구로 생각한다고 밝히고 있다. 접지한 환자들의 경우, 약 65-75%의 환자들이 좋은 반응을 보고하고 있는바, 그들은 다양한 정서적, 정신적, 신체적 문제를 동시에 가지고 있는 경우들이 많은데, 그들은 종종 접지 후 기분이 한결 더 좋아졌다고들 이야기한다.

그는 접지가 통상 수면을 개선하는데, 특히 불안 장애(외상 후 스트레스 장애, 일반 불안 장애, 공황 장애 등)가 있는 사람의 경우, 더 나은 수면은 증상의 개선 여부에 결정적인 차이를 만들 수 있음을 확인해오고 있다고 하였다. 우울증도 증상과 에너지가 개선되는 경우가 종종 있으며, 정기적으로 접지하는 사람은 스트레스에 대한 내성이 더 커지는 것으로 보인다고 밝힌다.

통증 관리 의사들이 많은 만성 통증 환자들을 그에게 인계하는데, 그들은 지속적으로 통증 상황이 개선되지 않음으로써 불안과 우울증 또는 희망을 잃어버린 상황에 놓인 사람들이다. 그 경우 많은 환자가 잘 반응하지 않거나, 심지어는 약물 처방에 저항하는 경우들이 있는데, 그때 접지를 처방하면 통상 염증과 통증 수준이 줄어드는 것으로 나타난다고 한다. 당연히 아편과 같은 마약성 약물 처방의 필요성이 줄어든다는 것이다. 그래서 그는 지역 사회나 재활센터 등의 만성 통증을 치유하기 위한 12단계 재활 프로그램 중 자연치유 요법에 접지를 포함하는 것이 매우 유용할 것이라는 주장을 펴고 있다.

글루텐 과민증과 과민성 대장 증상을 가진 많은 그의 환자들도 정기적으로 접지를 사용할 때 증상이 유의미하게 개선되었고, 통증과 불안 역시 모두 경감되었다는 보고다. 또한 자가면역질환을 앓는 환자들에게 접지를 권장하는데, 접지는 자가면역질환이 있는 환자들이 벌컥 화를 내는 상황을 줄여주거나 스트레스 반응을 낮추어 준다고 한다.

만성피로를 가진 많은 환자나 부신 호르몬을 소진한 많은 환자도 접지할 경우, 피로감이 줄어들거나 진정되며 그들의 수면 사이클이 개선됨으로써, 부신이나 코르티솔 레벨이 개선되기 시작한다고 보고한다. 접지의 덕분에 그들은 더 많은 에너지를 느끼고, 점진적으로 나아지기 시작했다.

한편, 미국 일리노이주 부르본 나이스에서 마사지 힐링센터를 운영하는 마사지 치료 의사Doctor of Naprapathy인 웬디 메니고즈도 지난 약 9년 동안 환자들에게 접지를 하도록 처방하였다. 머리, 목 및 허리 통증, 생리통, 족저근막염, 류마티즘 관절염, 섬유근육통 및 그 유사한 통증들을 앓는 사람들이다.

그들은 웬디를 찾아오기 전에 그러한 통증을 없애기 위해 안 해 본 일이 없을 정도로 다 시도해 보았지만, 치료가 되지 않아 가히 필사적이기까지 한 사람들이었다. 그녀는 환자들에게 접지를 사용하도록 처방하고, 밤에 접지 패치를 붙이고 잠을 자도록 하였는데, 그들의 대부분은 통증이 극적으로 감소하거나, 아예 사라졌다. 그들 중 98%가 접지를 한 경우다. 접지는 그녀에게 충분히 물을 마시는 일이나, 햇볕을 쬐는 일이나, 신선한 공기를 마시는 일이나, 음식을 잘 먹는 일과 같이 일상의 건강을 유지하는 데 어느 모로 보나 매우 중요한 필수적 요인이다.

그녀는 무릎관절이나 고관절을 교체해야 하는 환자들도 접지 패치를 쓰게 하거나 접지매트로 관절을 감싸는 것이 밤에 통증을 없애는 데 도움이 된다며 심지어 연골이 부족할 때 접지를 하게 되면 연골이 재생될 수도 있다고 한다. 물론 동시에 비타민과 미네랄을 먹도록 처방했다. 그녀는 또 접지는 많은 경우에 혈압을 개선하는 데도 도움이 되었고, 일부 남성 환자의 경우 발기 부전이 개선되었다고 하였는데, 이는 접지로 혈액순환이 개선된 결과라고 생각한다고 하였다. 그녀는 그러한 증상들이 그 이전에는 약물 처방만으로 개선되거나 치유되지 않았으나, 단순히 접지만으로 치유되고 개선된다는 사실을 반복적으로 확인해왔다고 밝혔다.

위 두 번째, 세 번째 임상 리포트들 모두 첫 번째 내과 침술의 키몬 카마이의 "치유의 해결책은 바로 땅에 있다(The remedy is in the ground)."라거나 "환자의 치료 시 접지를 처방한 이후 그 치유 결과는 극적으로 더 좋아졌다. 마치 치유의 스위치를 켠 듯이⋯."라는 주장과 그대로 일치한다.

'땅은 생명이자 치유의 스위치다'라는 위 임상 리포트를 근거로 우리나라에서도 많은 의사가 치료의 한 방편으로 '맨발걷기'와 '접지'를 처방한다면, 질병들의 고통 속에 빠져 있는 수많은 우리 이웃들을 부작용 없이 자연스럽게 치유할 수 있게 될 뿐만 아니라 당연히 국가의 건강보험 부담금 역시 현저히 줄어들 것이라는 믿음을 독자 여러분들과 굳건히 공유하고자 한다.

②
생활 속
접지 실험

(1) 양파를 이용한 접지 실험, 부패와 성장의 차이

우리가 살아가는 데 있어서 각종 무서운 질병들인 암과 심혈관질환, 노화 및 심인성 질환 등의 원인이 접지의 차단 여부와 연관되어 있고, 실제 우리가 맨발로 걸으면서 땅과의 접지로 얻는 치유의 기적과 생동감 넘치는 에너지의 향유가 바로 신발을 벗고 맨발로 걷는 지극히 단순하고, 쉽고, 무해하고 무비용인 땅과의 접지로부터 비롯된다. "땅은 생명이다.", "땅이 우리의 생명을 살린다."라는 말이 그렇게 해서 나오는 것이다.

그래서 그를 좀 더 구체적이고 과학적으로 검증하기 위한 목적의 일환으로 우선 저자가 직접 할 수 있는 가장 간단한 식물 등의 접지 실험을 통하여, 접지의 진정한 의미가 어디에 있는지를 살펴보았다.

　지난 2020년 4월 6일 양파 2개를 물컵에 담아 좌측 양파는 접지를 차단한 상태에 두고, 우측 양파는 물속에 접지케이블을 넣어두고 21일간의 변화를 관찰했다. 그 결과는 놀라웠다. 우선 4월 6일과 그 7일 후인 4월 13일, 그리고 2주 후인 4월 20일, 3주 후인 4월 27일의 각 실제 사진들과 각각 당시 촬영하여 유튜브에 올린 동영상들을 아래에 비교해서 살펴보기를 바란다(유튜브 동영상: 박동창의 접지 실험 1- 양

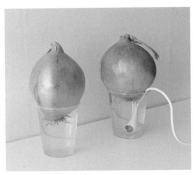
| 그림 17 | 4월 6일 접지 실험 시작일 모습

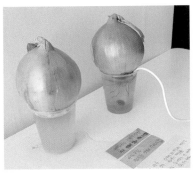
| 그림 18 | 4월 13일 접지 실험 시작 7일 차 모습

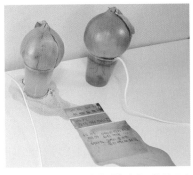
| 그림 19 | 4월 20일 접지 실험 시작 14일 차 모습

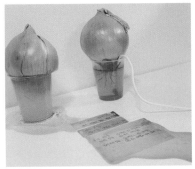
| 그림 20 | 4월 27일 접지 실험 시작 21일 차 모습

파 접지 실험 3주 차(4)).

위와 같은 3주간의 양파를 이용한 접지 실험의 변화 상황들은 아래와 같이 요약된다. 특히 위 각 사진상 접지되지 않은 왼쪽 양파의 지난 3주간의 참담한 변화상들을 주목해보고, 또 동시에 접지된 오른쪽 양파의 한결같은 깨끗함과 당당함을 유지하는 대조적인 모습을 주목해보시기 바란다.

첫째, 접지가 안 된 왼쪽 양파는 3일 차부터 컵의 물이 부옇게 썩으면서 그로부터 약 10여 일간 고약한 냄새를 진동하였으며, 하얗게 거품을 품고 물이 컵 위로 넘쳐, 컵 바닥을 홍건히 적셨다. 그리고 약 2주 차가 되면서는 책상 위로 흘러넘친 물이 짙은 녹물처럼 변색하며, 마치 죽어가는 사람이 핏물을 흘리듯 하는 참담한 모습을 연출하였다. 반면 접지된 오른쪽 양파는 3주간 조금도 흐트러짐이 없이 깨끗하고 투명한 상태를 그대로 유지하고 있다. 접지가 안 된 양파의 경우 양파가 내뿜는 독소들이 중화되지를 못하고 하얀 거품으로 뿜어져 나오며, 그로부터 약 2주간을 독한 냄새를 진동케 하며 썩어들어갔지만, 접지된 양파의 경우는 양파가 숨 쉴 때 내뱉는 독소를 접지로 올라오는 자유전자가 중화시키며 물컵의 물을(사람으로 따지면 혈액을) 맑게 정화해주고, 아무런 냄새 없이 정결한 모습을 유지했다. 맨발걷기 시 땅속의 자유전자가 올라와 적혈구의 제타전위를 올려, 혈액을 묽고 맑게 해 주는 사실과 똑같은 이치를 보여준 것이라 하겠다.

둘째, 왼쪽 양파는 애초 오른쪽 양파보다 뿌리가 더 튼실하고 짙

었는데, 3일이 지나면서 오른쪽 접지된 양파에는 5가닥의 튼실한 뿌리가 자라기 시작했지만, 접지되지 않은 왼쪽 양파에는 뿌리가 자라는 기색이 전혀 보이지를 않더니, 3주가 지나면서 그 차이는 더욱더 확연해졌다. 즉 접지가 안 된 왼쪽 양파는 뿌리가 자라기는커녕 아예 썩어 내렸고, 접지된 양파는 튼실한 뿌리 5개가 직전 3주간 건강하게 자랐다. 접지된 양파의 경우 접지의 생명력과 그 증진의 강한 힘을 보여주었고, 동 사실의 이치를 확장하면, 식물의 수경 재배 시 접지를 시킨 상태에서 식물을 키우면 훨씬 더 많은 수확량을 거두게 될 것이라는 개연성을 시사한다. 물론 사람이 접지된 상태에서 산다면, 그 생명력이나 생식능력이 접지가 안 된 채 살 때보다 훨씬 더 강화될 것이다(|그림 17-20| 참고).

셋째, 왼쪽 접지가 안 된 양파는 1주일이 지나면서 껍질이 갈라지

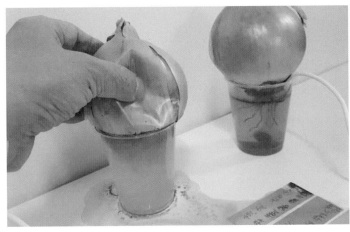

|그림 21| 썩어 무너진 접지 안 된 양파의 모습

고, 2주 차부터는 쭈글쭈글해지기 시작하였고, 3주 차가 되면서는 몸통이 아예 무너져 내리기 시작했지만, 접지된 오른쪽 양파는 3주간 애초의 깨끗하고 반듯한 건강한 모습을 그대로 유지해 왔다. 접지가 안 된 왼쪽 양파는 일주일도 안 되어 부패하고 썩어들어가며, 3주 차가 된 4월 27일 완전히 썩어서 무너진 모습을 보였고, 실제 그 양파를 들어서 뿌리를 점검하려고 쥔 순간 "픽!"하고 손에 쥔 양파의 몸통이 위 사진처럼 쑥 들어가 버렸다. 몸통이 완전히 썩었음이 입증된 것이다. 반면 접지된 오른쪽 양파는 지난 3주간 생생하게 뿌리를 새로이 만들어 내리며 건강한 생명력을 보여주었고, 실제 3주가 지난 4월 27일까지 애초에 건강한 모습을 조금도 흐트러뜨리지를 않고 있고, 손으로 쥐었을 때도 그 딴딴하고 탱글탱글한 모습을 뚜렷이 확인할 수 있었다는 사실이다(|그림 21| 참고).

3주간의 접지 안 된 왼쪽 양파의 변화 모습은 어쩌면 일생을 부도체의 고무 밑창을 댄 신발을 신고 살며, 집이나 일터에서도 높은 건물이나 아파트에 살면서 일생을 땅과의 접지가 차단된 채 살아가는 우리네가 나이가 들어가며 각종 질병으로 고통스러워하고, 결국은 병들고 늙어가며 마지막에 요양병원에서 고통스럽게 삶을 마감하는 모습들을 연상케 한다.

반면 접지된 오른쪽 양파는 3주간 처음의 깨끗하고 건강한 모습을 그대로 유지한 채 왕성한 생명 활동을 유지하고 있다는 사실이 확인되었고, 이는 맨발로 걷고, 잠잘 때나 낮에도 집 안에 들어온 접지선에 연결한 접지패드 등을 통해 땅과의 연결을 이룰 경우, 건강한 삶을 이룰 수 있으리라는 추정을 가능하게 한다.

즉 맨발로 걷지 않거나 접지되지 않은 채 살아가는 사람들의 경우, 수시로 질병의 고통 속에서 신음하고 또 빨리 늙어가고, 결과적으로 빨리 생을 마치는 그 과정에 엄청난 고통을 겪고 주변에 말할 수 없는 폐를 끼치는 그런 상황들이 생길 것이라는 사실을 우리는 쉽게 추정할 수 있다.

(2) 우유를 이용한 접지 실험, 부패와 발효의 차이

앞서 3주간의 양파를 이용한 접지 실험에서 우리는 접지 여부의 놀라운 차이를 발견하였다. 접지 여부가 생명체의 생리적 생명 활동에 결정적인 영향을 미친다는 사실을 알게 된 것이다.

이에 두 번째로 생명체는 아니지만, 우리가 먹는 우유를 가지고 그것이 상온에서 접지가 되지 않았을 때와 접지가 되었을 때 어떤 현상이 어떻게 차이를 나타내는지를 살펴보기로 했다.

그래서 지난 2020년 4월 17일 서울우유를 사서, 2개의 투명한 플라스틱 컵에 넣고 양파실험에서와 마찬가지로 왼쪽 우유컵은 접지를 시키지 않은 상태로 그대로 두고, 오른쪽 우유컵은 접지케이블을 그 우유 속에 집어넣었다. 열흘이 지나고, 2주가 된 그 결과들을 여러분들에게 전해 드리도록 하겠다.

우선, 접지되지 않은 우유는 처음 3~4일간 아무런 변화가 없었다. 우유 자체가 그 3~4일간은 변질하지 않고 그 상태를 유지하였다. 그 후 5일째 되는 날부터 우유 표면에 하얀 반점이 생기며 곰팡

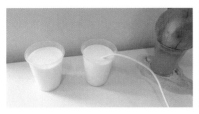

| 그림 22 | 우유 접지 실험 당일 모습

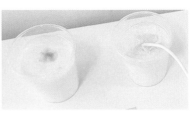

| 그림 23 | 우유 접지 실험 7일 차 모습

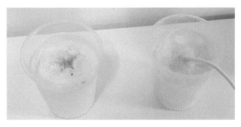

| 그림 24 | 우유 접지 실험 10일 차 모습

이가 피기 시작하더니, 그로부터 연일 곰팡이의 크기가 커지며 색깔도 붉은색으로 변했다가 결국은 검푸른 곰팡이 덩이로 변질하였다.

반면 접지가 된 우유는 이틀째부터 우유의 표면 색깔이 노랗게 변하기 시작하였고, 날이 갈수록 그 노란색은 더 진해졌고, 그 색깔 자체가 갈수록 더 아름답게 변했다. 실험 당일부터 10일 차까지의 3장의 사진의 변화와 차이를 여러분께 보여드린다(|그림 22-24| 참고).

또한 양쪽의 우유들을 코로 냄새를 맡아보니, 좌측의 접지가 안된 우유는 이미 곰팡이가 벌겋게 또 시커멓게 핀 상태에서 부패한 썩은 냄새를 풍겼지만, 오른쪽의 접지가 된 노랗게 발효된 우유는 마치 치즈처럼 향기롭고 상큼한 냄새가 코끝을 간질였다.

바로 부패와 발효의 차이였다. 즉 접지된 우유는 이튿날부터 노렇게 발효되기 시작하면서 지난 10일 차, 2주 차까지 향기로운 냄새를 풍겼지만, 접지되지 않은 우유는 4~5일째부터 부패하고 그 부패의 속도가 빨라지면서 10일 차, 2주 차가 되면서 완전히 부패하였다 (유튜브 동영상: 박동창의 접지 실험 2- 우유의 접지 실험).

위 10일간의 우유를 이용한 접지 실험은 직전의 양파를 이용한 접지 실험에서도 확인하였듯이 땅과의 접지를 통한 자유전자의 공급은 생명체이든 무생물이든 생명의 원천이고 발효와 같은 인체에 유익한 선순환의 촉매라는 사실을 뚜렷이 확인시킨다. 어쩌면 우리의 실생활에서 간장이나 된장, 김치를 담글 때, 위와 같이 접지를 한다면 그 발효가 훨씬 더 잘 진행 되고, 맛도 훨씬 더 좋아지지 않을까 하는 추정을 해 본다.

실제 우리의 조상들이 시골에서 김치를 담근 후, 김칫독을 땅속에 파묻어 보관하였고, 그 경우 김치의 맛이 훨씬 더 맛이 깊었고, 또 장기간 보관할 수 있었음도 바로 우리 조상들의 생활의 지혜가 아니었나 싶다. 즉, 땅속의 자유전자가 땅속에 묻힌 김칫독을 통해 그 발효 과정을 도운 것이 위 사진의 변화처럼 명백해 보이기 때문이다. 저자가 우유를 이용한 10일간의 접지 실험에서 확인한 부패와 발효의 차이가 주는 명징한 시사점이다.

생명체를 이용한 접지 실험을 위해 수족관에서 조그만 플라스틱 수조 2개와 금붕어 6마리를 사와서 각 수조에 물을 채우고 3마리씩 나누어 담았다. 그리고 오른쪽 수조에는 접지선을 넣어 접지를 시키고, 왼쪽 수조는 접지를 않은 채 두었다.

접지 직후 오른쪽 접지된 수조의 금붕어들은 접지선 주위로 몰려들어 조용하게 접지된 환경에 적응하는 모습을 보였지만, 접지되지 않은 수조의 금붕어들은 매우 활발하게 움직였다.

그런데 이틀이 지난 후 두 수조의 금붕어들의 모습은 완전히 거꾸로 뒤바뀌었다. 접지되지 않은 좌측 수조의 금붕어들은 조용히 있지만, 접지된 우측 수조의 금붕어들은 맹렬하게 움직이며 빠른 활동성을 보였다. 그 차이는 놀라울 정도로 뚜렷했다. 물론 실험의 생리적 효과를 뚜렷이 대비하고 주시하기 위해 먹이는 며칠간 주지 않기로 하였는데, 놀라운 현상은 접지된 우측 수조의 금붕어들이 먹이를 먹

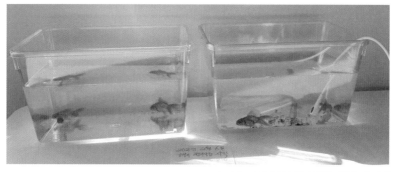

| 그림 25 | 금붕어 접지 실험 2일 후의 차이

지 않았음에도 왕성한 배설 활동을 하여 수조의 바닥이 까맣게 바뀔 정도가 되었지만, 접지가 되지 않은 좌측 수조의 금붕어들은 배설 활동이 거의 없는 상태를 유지하고 있었다(|그림 25| 참고).

왕성한 배설 활동은 무엇을 의미하는가? 바로 왕성한 생명 활동을 증거하고 역설하는 일이라 할 것이다. 이는 우리가 맨발로 걷기 시작하면, 하루에 한 번 가던 화장실을 두 번, 세 번 가는 현상과 맥을 같이 하고, 변비 등이 사라질 뿐만 아니라 황금변 등 쾌변하는 현상과도 맥을 같이 한다고 하겠다. 당연히 맨발로 걸으면 더 활기를 띠고, 기운이 생생해지는 현상 또한 위 접지된 금붕어들이 접지되지 않은 금붕어들에 비해 활기찬 모습을 보이는 것과도 맥을 같이 한다고 하겠다.

그 상태에서 너무 오랫동안 굶길 수가 없어 5일째가 되는 날 금붕어들에게 먹이를 처음 주었다. 그랬더니 접지된 우측 수조의 금붕어들은 순식간에 먹이를 다 먹어 치우며 왕성한 생명력을 보였지

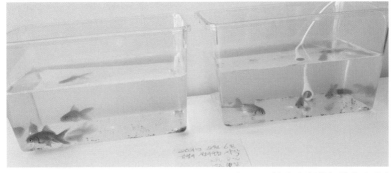

|그림 26| **금붕어 접지 실험 5일 후의 차이**

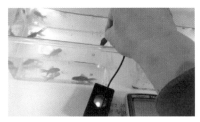

| 그림 27 | 접지되지 않은 좌측 수조- 붉은 불

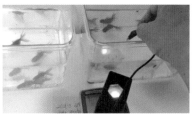

| 그림 28 | 접지된 우측 수조- 파란 불

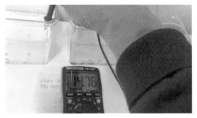

| 그림 29 | 접지되지 않은 좌측 수조- 14.76V

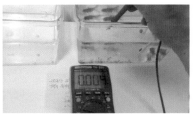

| 그림 30 | 접지된 우측 수조- 0.004V

만, 접지되지 않은 좌측 수조의 금붕어들은 제대로 먹지도 않고 느릿느릿 움직이면서 활력이 현저히 떨어진 모습을 보여주었다(|그림 26| 참고).

위와 같은 5일간의 변화, 즉 접지 여부가 가져온 두 그룹의 금붕어들의 생리적인 배설 활동과 역동성에 현격한 차이가 나고 있음을 저자는 뚜렷이 목격할 수 있었다. 그래서 그다음 날 실제 두 수조의 물속의 접지 여부를 접지 확인기와 전압계를 가지고 측정해 보았다. 접지된 수조에 접지 확인기를 연결했더니 금방 파란불이 들어왔고, 반면 접지되지 않은 수조는 여전히 붉은 불을 유지, 접지되지 않았다는 사실이 그렇게도 확인되었다(|그림 27-28| 참고).

그리고 전압계를 켜고, 접지되지 않은 수조의 물의 전압을 측정하

였더니 무려 14.76V 정도의 전압이 나왔고, 접지된 수조의 전압은 0.004V로 거의 0V에 근접하는 수치를 보여주었다(|그림 29-30| 참고).

결국 접지된 수조의 금붕어들은 원래의 자연 상태의 물속 전압인 0V 상태에서 살면서 왕성한 배설 활동과 함께 역동적인 활동 모습을 보였지만, 접지되지 않은 수조의 금붕어들은 무려 15V 정도의 고전압 속에서 살면서 제대로 배설도 하지 못하고, 또한 며칠간 활력 역시 제대로 찾지 못하고 살고 있었음이 그렇게 뚜렷이 확인된 것이다. 동시에 접지되지 않은 수조의 경우 약 10일 정도 지나면서부터 물에 거품이 일며 부패하기 시작했지만, 접지된 수조의 경우는 거품이 거의 일지 않아 상대적으로 깨끗한 상태를 유지해 왔다.

금붕어들을 산소가 공급되지 않고, 물을 갈아주지 않는 등 건강치 않은 상태에서 실험을 계속함이 생명윤리에 반한다는 판단으로, 2주 만에 금붕어 접지 실험은 중단하고, 금붕어들을 수족관으로 돌려보내고, 동 접지 실험을 마쳤다.

하지만 금붕어 접지 실험에서 2주간 얻은 소득은 지대하였다. 특히 첫 5일간 먹이를 주지 않은 한계상황에서 접지된 수조의 금붕어들은 왕성한 배설 활동과 맹렬한 활동으로 오히려 처음보다 더 큰 역동성을 보여주었지만, 접지되지 않은 금붕어들은 배설 등 생리적 활동 자체가 거의 정지되고 현저하게 역동성을 잃은 상황을 보여주었던 것이다(유튜브 동영상: 박동창의 접지 실험 4- 금붕어를 이용한 접지 실험 참고).

이러한 접지된 금붕어들과 접지되지 않은 금붕어들의 극명한 대비는 닭으로 치면 토종닭과 닭장 속 닭들의 차이에 비견할 수 있을 듯하고, 사람으로 치면 맨발로 걷는 건강한 사람들과 부도체의 신발을 신고 살며 땅과의 접지가 차단된 채 살아가며 각종 질병을 안고 살아가는 많은 현대인과의 차이를 극명하게 시사해 주었다 하겠다.

(4) 고무나무의 접지 실험, 성장의 역전

지구상에 사는 모든 생물은 나름의 질서를 가지고 지구로부터 햇빛과 공기, 땅속으로부터 생명의 자유전자들을 받아 가며 산다. 나름의 생태환경 속에서 공존하고 있다. 영양분이 충분한 나무가 부족한 나무에게 부족한 영양분을 공급해 주는 등으로….

이러한 사실은 각 나무가 일상에서 충분한 영양소가 공급되어야 튼실하게 자랄 수 있음을 시사한다. 그 영양소라는 것이 나무들의 경우는 광합성을 하기 위한 햇빛이고, 충분한 수분일 것이다. 당연히 땅속에서 올라오는 생명의 자유전자 역시 필수적인 영양소일 것이다.

두 그루의 고무나무를 한 그루는 접지를 시키지 않은 화분에서, 다른 한 그루는 접지된 화분에서 키우며 3개월간 실험을 해보았다. 햇빛은 똑같은 환경이었고, 물도 매주 월요일 똑같은 양을 주었기 때문에 나머지 성장조건은 같은 상태에서 오로지 접지 여부만 차이를 둔 것이었다.

접지되지 않은 좌측 나무는 애초에는 접지된 나무보다 키도 더 컸으나 실험 기간 3개월 동안에 상대적으로 더 왜소하고 가냘픈 몸매로 바뀌었지만, 접지된 우측 나무는 동 3개월 동안에 접지 안 된 나

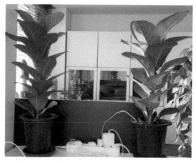

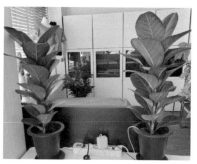

| 그림 31 | 실험 시작일인 2021.2.12자 사진- 우측 접지된 나무가 좌측 나무보다 키도 적고 약간 성긴 모습

| 그림 32 | 실험 시작 3개월 차인 2021. 5. 12자 사진- 우측 접지된 나무가 훨씬 더 커지고, 꽉 차게 성장한 모습

무와는 비교할 수 없을 만큼 키도 더 크고 떡 벌어진 몸체로 무성하게 성장한 모습을 보여주었다. 햇빛, 물 등 다른 조건은 다 같은 상태에서 오로지 접지 여부, 즉 땅속에서 생명의 자유전자를 받아들였느냐 못 받아들였느냐의 차이만 있었을 뿐이다.

그런데 저렇게 3개월 만에 성장의 속도와 정도 그리고 그 외양에서 현격한 차이를 나타내 보이는 것이다. 그 3개월간의 변화된 모습을 실험 시작일에 촬영한 두 나무의 사진과 3개월 후 촬영한 두 나무의 위 사진들로 그 뚜렷한 상대적인 차이를 비교해 보라. 그리고 독자 여러분들은 동 3개월의 변화를 아래 6분 20초짜리 유튜브 영상으로도 확인하실 수 있다(유튜브 동영상: 박동창의 접지 실험 5- 고무나무의 접지 실험).

놀랍지 않은가? 앞서 양파의 접지 실험에서 접지되지 않은 양파는 3주 만에 완전히 썩어 무너져 내렸지만 접지된 양파는 5가지의 뿌리를 새로 내린 채 당당한 모습으로 건강히 생존하는 모습을 보았다. 우유도 접지되지 않은 우유는 5일 차부터 곰팡이가 피기 시작, 10일 만에 완전히 부패하였지만 접지된 우유는 2일째부터 노랗게 발효되기 시작하여 향긋한 냄새를 풍기면서 노란 치즈로 발효되는 그 신기한 모습을 보았다. 그리고 금붕어들의 경우 접지되지 않은 금붕어들 3마리는 처음에는 더 생생하였으나 먹이를 주지 않은 5일 동안 거의 배설 활동도 없이 날이 갈수록 역동성이 현저히 떨어진 반면, 접지된 금붕어들은 처음에는 접지선 주위에서 조용히 새로운 환경에 적응하더니 먹이를 주지 않은 5일 동안 시커먼 숙변들을 쏟아내며 완전한 배설 활동을 하였고, 또 날이 갈수록 더 생생해지는 모습들을 뚜렷이 목격하였다. 먹이를 준 5일 차에 먹이도 제대로 못 먹던 접지되지 않은 금붕어들과 먹이를 주자마자 서로 먼저 먹으려고 날쌔게 움직이며 순식간에 다 먹어 치운 접지된 금붕어들의 그 역동성의 차이는 두고두고 잊히지 않는다.

위 3개월간 2그루의 고무나무 접지 실험에서도 접지 여부로 인한 현격한 차이들을 보여주었다. 땅속으로부터 올라오는 자유전자의 여부가 생명체에게든 무기물에서든 저렇게 현격한 차이를 만들어주는 데서 우리는 그 자유전자가 바로 생명의 자유전자임을 다시 한번 확인하는 것이다. 특히 접지 안 된 화분은 전압 2.45V 정도, 접지된 화분은 전압 0V라는 차이를 보여주고 있는바, 2.45V라는 높은 전압 속에서 살아가는 고무나무의 왜소함과 0V라는 안정된 생태환경에서 살아가는 접지된 고무나무의 떡 벌어지는 성장의 차이가 많은 것을 시사해 준다.

어쩌면 신발을 신고 사는 대부분 사람이 평소 200~600㎷의 고전압 상태에서 땅속으로부터 생명의 자유전자를 공급받지 못하며 평소 200~600㎷의 고전압 상태에서 살아가기 때문에, 접지되지 않은 양파의 무너져 내리는 삶이나 접지되지 않은 금붕어의 기력이 쇠한 모습, 접지되지 않은 고무나무의 왜소함 등을 닮는 그러한 삶이 되지 않을까 우려된다. 사실상 수많은 사람이 질병의 고통 속에 던져져 있는 오늘날 현실의 모습이 바로 그러한 접지의 차단과 그로 인한 전자의 결핍electron deficiency 상황에서 비롯되는 것이라는 저자의 판단을 다시 한번 새삼 재확인하는 기회가 되었다.

결국 맨발로 걸으며 땅속으로부터 생명의 자유전자를 받아 건강하고 역동적인 젊음의 삶을 유지할 것이냐, 아니면 땅과의 접지를 차단한 상태에서 늙고 병든 고단한 삶을 살아갈 것이냐의 그 판단과 선택은 독자 여러분들 각자의 몫이라 할 것이다.

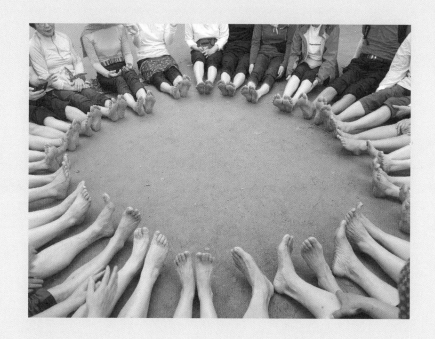

땅과 접지를 하면 땅속에서 무궁무진하게 존재하는 자유전자가 우리 몸속으로
몰려와 적혈구의 표면전위를 올리고 제타전위를 높여 혈액의 점성을 묽고 맑게
변화시킬 뿐만 아니라 혈류의 속도를 원래의 정상으로 계속 유지할 수 있도록
해 준다는 사실을 임상실험으로 밝혀냈다. 다시 말해 맨발로 걷거나 땅과의 접지
를 계속하면 혈전이 생길 이유가 없어지고 혈액 희석제의 약물을 복용할 필요가
없는 것이다.

땅이 주는 치유의 선물

맨발로 걸어라

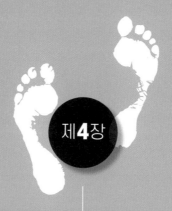

제**4**장

맨발걷기와
접지의 5가지
천연 치유제

규칙적으로 강도 높은 운동을 한다고 해서
사망률이 감소하는 것은 아니다.
사망률을 감소시키는 가장 이상적인 건강증진 방법은
바로 걷기 운동이다.

- 헨리 솔로몬

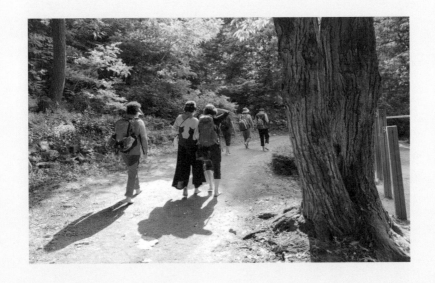

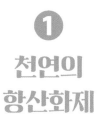

천연의
항산화제

(1) 만병의 근원인 활성산소의 제거가 치유의 핵심

사람이 살아 있다는 것은 매일매일의 기적이다. 그것은 첫째, 태양이 우리를 비추어 주고 있고, 둘째, 산소로 숨을 쉴 수 있기 때문이고, 셋째, 만물이 생장하는 대지와 흙이 있기 때문이다. 하지만, 우리는 일상에서 그 고마움을 잊고 살고 있다.

특히 공기 중의 산소가 없으면, 잠시도 살 수가 없음에도 우리는 그 절체절명의 고마움들을 모르고 살고 있을 뿐만 아니라, 더 나아가 산소를 들이마신 후 발생하는 찌꺼기인 활성산소의 폐해 역시 잘 모르고 살고 있다. 여기에 우리의 건강한 삶을 결정짓는 두 가지의 큰 상반된 요인이 동시에 존재하는 삶의 아이러니가 있다.

호흡을 통해 우리 몸속으로 들어온 산소는 우리 몸 구석구석으로 운반되어 에너지를 만드는 데 쓰이는데, 세포 속에 존재하는 에너지를 만드는 기관인 미토콘드리아는 산소를 이용해 에너지를 발생시키고, 이 과정에서 활성산소라는 부산물을 함께 만들어낸다. 쉽게 말하면 자동차가 연료를 태우며 달리는 과정에서 부산물인 배기가스가 나오게 되는 것과 같이, 활성산소는 우리가 살아가는데 어쩔 수 없이 발생하는 생활의 찌꺼기와 같은 것이다. 그런데 그 활성산소를 바로바로 배출하지 않으면, 몸속이 나쁜 배기가스로 가득 차게 되고, 몸은 못 살겠다고 불평하게 될 수밖에 없다. 그 결과가 각종 피부병, 종기, 탈모 등으로 터져 나오다가 그래도 그를 해소해주지 않으면, 세포를 변이시켜 암 종양으로 나타나고, 각종 심혈관질환의 원인으로 돌변하게 되는 것이다.

　또한 활성산소는 생화학적으로 매우 불안정한 물질이기 때문에 세포와 혈액 속의 지방이 활성산소의 작용으로 산화되어 과산화지질이 되며 이는 노화의 주범이 된다. 개봉한 지 오래된 기름이 산패되어 냄새가 나는 것도 산소로 인해 지방이 산화되어 나타나는 현상이다.

　두산백과는 "현대인의 질병 중 약 90%가 활성산소와 관련이 있다고 알려져 있으며, 구체적으로 그러한 질병에는 암·동맥경화증·당뇨병·뇌졸중·심근경색증·간염·신장염·아토피·파킨슨병, 자외선과 방사선에 의한 질병 등이 있다. 따라서 이러한 질병에 걸리지 않으려면 몸속의 활성산소를 없애 주면 된다."라고 서술하고 있다.

그런데 활성산소를 없애 주는 방법에 대해 그 어떠한 의학 서적도 명확한 답을 주지 않는다. 단지 활성산소를 제거할 수 있는 물질이 함유된 식품이나 약품인 항산화제를 많이 섭취하도록 권할 뿐이다. 예컨대 비타민C나 그 외 비타민E 또한 그들이 함유된 과일이나 야채들을 권하는 정도일 뿐, 근원적으로 그를 제거하는 방법은 알려져 있지 않다.

그렇지만 우리는 안다. 우리의 조물주가 우리 인간이 건강하게 살 수 있도록, 대지를 맨발로 밟고 뛰며 몸속의 양(+)전하를 띤 활성산소가 땅속의 음전하(-)를 띤 자유전자와 만나 즉각 중화되고, 소멸될 수 있게 장치해 놓은 것을….

미국 마이애미대학교 밀러의과대학 명예교수인 캐롤 데이비스 박사Dr. Carol Davis는 "몸안에서 생성되는 활성산소가 안정성을 유지하려면, 활성산소는 서로 간에 연결시켜 줄 수 있는 '전자'를 찾아야 한다. 그런데 그러한 전자는 특정 음식이나 비타민 등에 존재하는 이외에 우리의 발밑 땅속에 무수한 양의 자유전자가 존재하고 있다. 그런데 만약 우리가 땅과의 접지가 차단되어 자유전자를 확보하지 못하게 되면, 활성산소는 건강한 세포조직을 공격하여, 동 세포로부터 전자를 빼앗아오게 된다. 그 결과는 무엇보다도 감염이나 염증으로 나타난다."고 하였다.

그런데 똑똑한 현대인들이 19세기에 들어 고무를 발명하여 신발 밑창에 부도체인 고무를 대고 신게 하면서, 우리 몸안으로의 자유전자의 유입통로, 즉 활성산소의 배출통로를 막게 되었고, 그 결과로 우리 인간이 각종 질병의 고통 속에 살아가게 되었다. 그 결과 아이러니하게도 글로벌 제약산업과 의료 관련 산업은 비약적으로 발전하며 엄청난 부를 쌓게 되었다.

우리가 잊지 말아야 할 것은 만병의 근원인 활성산소를 제거하는 것이 '질병의 고통 없는 건강사회'를 이루는 핵심이고, 그것은 바로 맨발걷기와 접지로 완성된다는 사실이다.

(2) 맨발걷기는 암 환우들을 구해낼 수 있는 최적의 길

이주선 씨(남, 71세)는 2001년 한 TV보도와 2008년 11월호 한 월간지 보도에 의하면 간암 말기로 임파선암, 폐암까지 온몸에 암세포가 퍼져 더이상 치료가 불가능하고, 1개월밖에 살지 못 한다는 병원의 최종 선고를 받고 강제 퇴원을 당하였다. 이주선 씨는 마지막 남은 날이 얼마 없으니, 그럴거면 차라리 집 뒤 청계산에서 죽겠다며 매일 청계산을 올라 하루 종일 맨발로 걷고 놀며 지냈다. 그런데 한 달 후 죽기는커녕 수개월 후에는 오히려 간이 재생되고 몸 전체의 암세포가 다 소멸하는 놀라운 치유의 기적을 보여주었다.

'맨발걷기 숲길 힐링스쿨'의 회원인 김영숙 씨(여, 가명, 62세)도 맨발걷기 3개월 만에 원래 1년으로 예정했던 비호지킨림프종 혈액암의 항암 및 임상 치료를 6개월 만에 끝내고, "혈액암이 치유되었다."라는 주치의의 진단을 받았을 뿐만 아니라, 7년간 복용했던 갑상선 기능 저하증 약이 더이상 필요 없다는 진단을 받았다. 그 외에도 '맨발걷기 숲길 힐링스쿨' 회원들 중에서는 다양한 암의 치유사례들이 계속 나오고 있다.

숲길을 맨발로 걷게 되면 첫째, 지압^{reflexology} 효과 및 발바닥 아치의 혈액 펌핑^{blood pumping} 효과로 몸의 혈행이 왕성해지고 따라서 몸의 면역체계가 강화되어, 암세포가 살 수 없는 건강한 생리적 환경이 조성되기 때문이다. 둘째, 접지^{earthing} 효과로 각종 암 등 현대 문명병의 발병 원인인 몸속의 활성산소가 중화·소멸됨으로써, 변형되었던 암세포 자체가 정상세포로 복원되기 때문이다.

이는 어쩌면 주사 1대에 1천만 원이 넘어가지만, 그 치유의 영역과 확률이 매우 제한적(몇몇 일부의 암에만 쓸 수 있고, 치유의 확률도 30% 정도에 불과하다)일 뿐만 아니라 종종 재발되기도 한다는, 소위 '인공의 면역항암제'보다 훨씬 더 안전하다고 할 수 있다. 더 나아가 아무런 비용도 들지 않을 뿐만 아니라 그 어떠한 종류의 암에도 다 적용될 수 있는 '천연의 면역항암제'를 맞는 것과 같은 효과를 가져온다고 할 수 있겠다.

하지만 우리 주변에는 맨발걷기의 기적을 알지 못한 채, 암으로 사망하거나 암으로 고생 중인 수많은 사람의 절망적인 소식들이 수시로 들려오고 있다. 그때마다 그분들이 우리 '맨발걷기 숲길 힐링 스쿨'을 진작 알았거나, 와서 우리와 같이 맨발로 걸었더라면, 생명을 살릴 수 있었거나 치유의 기쁨을 누릴 수 있었을 터인데 하는 안타까움에 가슴이 아프곤 하였다.

그런데 얼마 전에는 가수 한 분이 폐암 말기로 시한부 삶을 살고 있다는 안타까운 소식이 전해졌다. 그는 술과 담배를 일절 하지 않을 정도로 자기 관리에 철저했다는 소식도 함께⋯.

통상 폐암을 유발하는 결정적 요인으로 담배를 드는데, 그는 담배
도 피지 않았을 뿐만 아니라 술도 안 먹는 등 자기 관리에 철저했는
데도 왜 암에 걸렸느냐는 의문이 생긴다. 이러한 의문은 집무실 위
층에 전용 헬스장을 두고, 시간 날 때마다 트레드밀을 뛰고, 매일 좋
은 음식을 들고 주변 사람들에게 베푸는 선행을 계속하시던 LG그
룹의 고㈜ 구본무 회장께서 뇌종양으로 70대 초반의 이른 연세로 돌
아가셨을 때나, 매일 한강 변을 뛰며 운동에 지극정성이었던 저자
의 한 고교 동기가 어느 날 아침 여느 날처럼 운동화 신고 조깅하다
가 갑자기 심정지로 사망하였을 때 가졌던 의문들과 일맥상통한다.
결국 폐암의 원인이 담배 때문도 아니고, 뇌종양이나 급성 심정지의
원인이 운동 부족 때문도 아닌 것을 위 사례들이 증명하는 것이다.

그렇다면 암이나 뇌종양, 급성 심정지 발병의 진짜 이유는 무엇일
까?

신발을 신고 살면서, 땅이나 흙과의 접지가 차단되어, 활성산소가
몸 밖으로 배출되지 못하고 몸속을 돌다가 몸의 전압을 올리고 성한
세포를 공격하여 암세포로 돌변케 함으로써, 폐에 암이 발생하였거
나 뇌에 종양이 생기게 되었다는 추론이 가능해진다.

또 신발을 신고 운동하면서, 땅이나 흙과의 접지가 차단되어, 땅
속의 음전하를 띤 자유전자들이 몸속으로 들어오지 못함으로써, 적
혈구의 표면전하(제타전위)가 낮아져 혈액이 끈적끈적해지고 결과적
으로 혈전이 형성되어 혈관을 돌다가 좁아진 심장의 한 혈관을 막음

으로써 심장마비에 따른 심정지로 급사하는 상황도 생길 수 있다 하겠다.

아니면 몸이 땅에 접지되지 못함에 따른 심장 박동의 전기적 신호체계에 어느 순간 심각한 교란이 발생하여, 부정맥이라는 죽음의 사자가 어느 순간 돌연 덮쳐 사망에 이를 수 있다는 추정도 가능하겠다.

결국 땅과의 전기적 소통을 차단하는 고무 밑창과 발바닥 아치의 기능을 무력화시키는 깔창을 댄 신발, 즉 구두, 운동화, 등산화 등을 벗고 맨발로 땅을 걸어야 한다. 그러나 바쁜 현대생활에 또 모든 길이 아스팔트와 시멘트로 포장된 현대의 삶을 살아가면서 종일 맨발로 살아갈 가능성 자체가 현실적으로 거의 봉쇄되어 있기에, 최소한 하루에 1~2시간, 최소 2개월 이상을, 매일, 맨발로 걸어야만 한다. 그렇게 흙길 맨발걷기를 매일 생활화할 경우, 인류의 숙원인 '질병의 고통 없는 건강한 생활'을 영위해갈 수 있다는 사실을 우리 국민, 더 나아가 세계 전체 인류들에게 널리 알리고 계몽해 나갈 것이다.

(3) 맨발걷기는 값비싼 면역항암제보다 더 강력한 치료제

2018년 10월 1일 스웨덴 노벨 위원회는 노벨의학상 수상자로 제임스 앨리슨James P. Allison 미국 텍사스대학교 MD앤더슨암센터 면역학 박사와 혼조 다스쿠 일본 교토대학교 분자 면역학 명예교수를 선정했다고 발표했다. 두 수상자는 암세포가 암세포를 공격하는 면역세포를 어떻게 무력화시키고 살아남는지 그 과정을 밝혀냄으로써,

그 과정에 거꾸로 암세포의 방해 공작을 뚫고 면역세포가 본래의 기능을 유지하여 암을 제대로 공격하게 하는 이른바 '면역항암제' 개발의 근거를 발견하였다는 것이다.

몸속에 이미 존재하는 면역세포가 암세포에 속지 않고, 자체 능력을 활성화해서 암을 공격하도록 하는바, 이는 마치 군대를 강하게 키워 전쟁에서 승리하는 방식과 같다. 동 수상자들의 연구로 암세포가 암 공격 주력군인 T 면역세포에 단백질을 뿌려서 암세포를 찾아서 공격하는 스위치를 무력하게 한다는 사실을 알게 됐고, 그런 스위치들이 바로 CTLA-1이나 PD-1 등으로 두 수상자가 발견한 것들이다.

이것이 암세포의 전술을 차단한 면역항암제다. 암세포가 위장 회피 공작을 못 하도록 해서 T 면역세포 기능이 제대로 작동케 하고, 강해진 면역세포는 본래대로 암세포를 찾아내서 공격해 죽이는 것이다. 면역항암제 투여 후 환자의 30% 안팎에서 기존 치료에서는 효과가 없던 암이 사라지거나 줄어드는 효과를 내고 있다고 한다. 하지만 약값이 1년에 수천만 원에서 억대에 이르는 고가라 하였다.

위 소식을 자세히 읽어 보면, 위 노벨상 수상자들은 면역세포가 활성화될 수 있게, 또 암세포로부터 그 공격력을 차단당하지 않게 하는 스위치를 발견함으로써 면역세포가 암세포를 제대로 공격할 수 있도록 하는 메커니즘을 찾아냈다. 그런데 이것은 어찌 보면 우리가 숲길 맨발걷기를 하게 되면 자연스럽게 생성되는 면역 기능 강화의 메커니즘과 크게 다를 바가 없는 것이 아닐까 하는 생각이 든다.

맨발걷기의 지압효과를 통해 혈액순환이 왕성해지고 따라서 몸의 면역체계가 강화될 뿐만 아니라, 접지효과를 통해 암세포 생성의 근원인 활성산소를 소멸시킴으로써 결과적으로 암세포의 근본이 소멸하도록 하고, 동시에 우리 몸의 면역 기능을 강화하는 치유의 구조와 크게 다를 것이 없다. 달리 표현하면 맨발걷기를 통해 면역항암제가 자연스럽게 발생, 강화되어 암을 예방할 뿐만 아니라 발생한 암은 빨리 치유하는 우리 맨발걷기 치유의 메커니즘과 크게 다를 바가 없다 하겠다.

위 두 노벨의학상 수상자들은 의학적으로 면역항암제라는 약을 만들어 투약함으로써, 암환자들의 면역 기능을 강화하고, 그렇게 해서 암세포를 죽이는 그런 약품을 만들어 낸 것이다. 그러나 우리는 아무런 약을 쓰지 않고 오로지 맨발걷기를 통해서, 생명의 자유전자를 공급함과 동시에 신체 내부 각 장기의 힘을 강화하며 자연적으로 면역항암제를 생성시키고 있다 .

'맨발걷기 시민운동본부'의 회원인 이연주 씨(여, 가명, 68세)처럼 2017년 맨발로 대모산을 매일 걸은 지 2달 만에 갑상선 종양이 3㎝에서 1.6㎝로, 반으로 줄어드는 치유 효과를 보았고, 그로부터 3년이 지난 최근에 병원으로부터 완치 판정을 받아냈다. 또 최순례 씨(여, 63세) 역시 3년 전 유방암 판정을 받았을 때 종양의 크기가 8㎜였는데, 맨발걷기 후 1년 만에 종양의 크기가 3㎜까지 줄어들었다. 조병목 씨(남, 73세) 역시 혈당수치 350~370을 오르내리던 중증 당뇨병은 물론 갑상선암으로 갑상선 두 쪽을 다 제거해야 하는 수술 날짜까지 받은 갑상선암 상태에서 수술 대신에 숲길 맨발걷기로 그 두 가지 중증 병증들을 완전히 치유한 놀라운 사례를 증언한 바 있다.

이러한 '맨발걷기 시민운동본부'의 회원들의 각종 암 치유의 결과와 전개들은 숲길 맨발걷기와 그에 따른 접지가 자연스럽게 우리 몸 자체에 있는 면역항암제를 활성화하고 강화한 그런 결과의 산물이라고 그렇게 결론을 낼 수 있을 듯하다.

실제, 세계 전체적으로 암 사망자 수가 연간 약 960만 명에 이르도록 수많은 사람이 암으로 사망하고 있고(우리나라만 암 사망자 수가 연간 약 8만 명에 육박한다), 또 각종 암의 투병 생활로 사람들이 고통을 받는 터에, 위 두 분의 노벨의학상 수상자들의 공로로 면역항암제가 개발되고 또 그 덕택으로 상당수 암환자들의 일부가 치유되는 효과를 보고 있음은 천만다행이라 할 것이지만, 현재 그 약값이 1년에 수천만 원에서 억대에 이르는 고가이기에 서민들에게는 언감생심의 아쉬움도 없지 않다.

따라서 암을 사전에 예방하고자 하는 분들은 물론, 당장 암으로 고통받는 환우분들도 '흙이 생명을 살린다'라는 확고한 믿음과 신념으로 생명의 숲길을 맨발로 걷고 접지하여야 한다.

한편 관련 의학계에도 숲길 맨발걷기를 통한 암 치유의 메커니즘에 대해 체계적으로 연구하고 또 그를 입증해 나갈 것을 공개적으로 제안한다. 당장 치유에 드는 비용이 위 노벨상 수상자들의 면역항암제는 수천만 원에서 억대까지 소요되지만, 우리의 숲길 맨발걷기는 비용이 아예 없다는 데 커다란 차이가 있고, 위 노벨상 수상자들의 면역항암제는 현재의 환자 중 30% 정도만 그 치유 효과를 보지만, 숲길 맨발걷기의 경우는 매일매일 숲길을 맨발로 걷고 일정 시간 접지할 뿐만 아니라 섭생을 게을리하지 않는다는 조건을 충족시킬 경우, 그보다 훨씬 높은 치유율을 보일 것이기에 그 차이는 더 크다 할 것이다.

거기에다 우리의 숲길 맨발걷기로 인해 생성된 면역항암제는 위 노벨상 수상자들의 그것보다 더욱더 강력한 이유가 또 있다. 바로 숲길을 맨발로 걷고 접지하면 우리는 즉각 깨끗한 피가 온몸을 힘차게 순환하며 몸과 마음을 깨끗하게 순화시키고, 더 나아가 긍정하는 마음, 감사하는 마음 그리고 행복의 마음으로 충만해지기 때문에 우리 자신의 몸과 마음이 안정되고 앞날에 대한 긍정적인 희망으로 고양된다. 숲길을 맨발로 걷고 접지할 때 암세포의 돌연변이의 원인이었던 활성산소가 중화됨으로써 암세포가 자연스럽게 정상적인 세포로 환원되고 소멸되어지는 환경이 조성되고 창출되는 것이다.

바로 우리의 숲길 맨발걷기로 인해 그렇게 천연으로 생성된 면역항암제가 위 노벨상 수상자들에 의해 인공적으로 만들어진 면역항암제보다 그 효력 면에서 훨씬 더 강력할 수밖에 없는 이유이기도 하다.

(4) 맨발걷기와 접지야말로 진정한 항암의 길

대모산에서 치유의 증언을 해 주신 유광용 씨(남, 57세)의 맑은 얼굴과 그 건강한 음성이 계속 귓가를 맴돌며 내내 입가에 미소를 띠게 한다(유튜브 동영상: 맨발걷기 치유사례 35- 유광용 편 참고). 그는 위암 수술 후 3일째 되는 날부터 모든 약물의 복용을 스스로 중단하고 오로지 맨발걷기와 채식에 전념하면서 깨끗한 몸을 만들어나갔다. 또한 수술 후 3주째 되었을 때 병원으로부터 암의 재발 방지를 위해 항암치료를 하는 것이 좋겠다는 거듭된 권유를 마다했다. 통상의 경우, 병원의 의사 선생님이 말하면 당연히 따라야 하는 것으로 아는 우리네들의 측면에서 보면, 병원의 권유를 물리치기가 쉽지 않았으리라는 것은 미루어 짐작할 수 있다. 더더욱 주치의가 항암치료를 받아야 다음에 재발이 안 된다고 하면 그를 거역하기가 더 쉽지 않을 것이다.

그러한 연유일까? 그동안 저자를 찾아 대모산까지 온 안타까운 암 환우분 중에는 40회의 항암을 마쳤다는 분도 있었고, 무려 80회의 항암을 마쳤다며 얼굴이 노랗게 황달로 변하신 분도 있었다. 항암에 지친 안타까운 그분들의 선한 모습과 눈매가 지금까지 계속 눈 속을 아른거린다. 만약 유광용 씨도 주치의의 말을 따라 항암치료에 나섰더라면 어떻게 되었을까 상상해본다. 과연 지금 저렇게 건강한 모습으로 당당하게 대모산에서 치유의 증언을 할 수 있었을까.

당시 병원에서는 위암 수술 직후 수술로 암세포가 깨끗이 제거되었다 하였다. 그런데 그 3주 후에는 지금 항암치료를 받지 않으면 1~2년 후에 암이 재발할 것이라고 했다는 것이다. 무슨 이야기인지 참 이해가 안 간다. 암세포가 깨끗이 제거되었고, 또 암이 재발하지도 않았는데, 즉 당장 암세포가 수술로 다 제거되었는데도 항암치료를 받아야 한다는 뜻이 일견 모순이 아닌가 싶어서다.

건전한 상식의 관점에서 본다면, 암 수술 3주째의 환자에게는, 특히 수술이 깨끗이 되어 더 이상의 암의 흔적이 보이지 않을 경우, 항암을 권하기보다는 오히려 앞으로 암이 재발하지 않도록 수술 후의 건강관리와 먹는 음식 등 섭생에 유의할 것을 가르치고 교육해야 마땅한 일이 아닌가 싶기도 하다.

여기서 우리는 현대 의학의 긍정적인 점과 그 한계에 동시에 부딪힌다. 암 종양이 발견되었을 때 수술로 깨끗이 도려내는 그 놀라운 의술의 발전이 긍정적인 점이다. 그래서 그 수술 후 맨발걷기와 채식의 섭생으로 완벽한 건강을 회복하게 되었으니 유광용 씨의 치유는 바로 현대 의학과 맨발걷기의 협치의 긍정적인 결과인 셈이다.

반면, 수술 후 관련 질병의 원인을 해소하려는 노력보다는 오로지 대중적인 처치용 약물과 주사제에만 전적으로 의존하는 치료 방법에 현대 의학이 함몰된 것은 아닌가 하는 의문이 바로 그 한계이다.

상식적으로 유능한 의사는 맡은 환자들의 암이나 질병의 원인이 무엇인지 그리고 그 원인을 근원적으로 해소하는 방법이 무엇인지에 대해 끊임없이 고민해야 마땅하다 믿는다. 그것이 히포크라테스 선서를 따르는 현대 의학이 갈 길이어야 하기 때문이다.

여기서 우리는 맨발걷기의 그 '단순·용이·무해·무비용'의 경이로운 치유의 메커니즘에 현대의학계는 물론 우리가 모두 다시 한번 시선을 돌려야만 할 당위를 발견하게 된다.

맨발로 걷고 땅과 접지할 경우, 땅속에 존재하는 무궁무진한 자유전자들이 몸안으로 들어와서 그 모든 암의 원인인 활성산소를 중화시키고 소멸시키는 치유의 기제를 이름이다.

세포의 원자핵의 바깥 궤도를 쌍을 지어 도는 전자 중 어느 하나가 전자의 한 짝을 잃어버리면, 그 전자는 당장 매우 불안정한 상태의 활성산소로 바뀌면서 다른 세포를 공격하여 그 세포가 가지고 있던 전자를 빼앗아오는 연쇄반응이 일어난다. 그리고 그 결과로 성한 세포들이 공격받아 염증이 생기고, 급기야는 그 염증들이 암이나 고혈압 등 만성질병으로 진전된다.

그런데 맨발걷기와 접지를 통해 땅속의 자유전자를 계속 몸안으로 공급함으로써 그러한 짝 잃은 전자에 짝을 공급하게 되고, 그 결과로 암 등 만성질병의 원인인 활성산소가 중화되고 해소된다.

두산백과는 "현대인의 질병 중 약 90%가 활성산소와 관련이 있다고 알려져 있으며, 구체적으로 그러한 질병에는 암·동맥경화증·당뇨병·뇌졸중·심근경색증·간염·신장염·아토피·파킨슨병, 자외선과 방사선에 의한 질병 등이 있다. 따라서 이러한 질병에 걸리지 않으려면 몸속의 활성산소를 없애주면 된다. 활성산소를 없애 주는 물질인 항산화물에는 비타민E·비타민C·요산·빌리루빈·글루타싸이온·카로틴 등이 포함된다. 이러한 항산화물을 자연적인 방법으로 섭취하면 큰 효과가 있다."라고 하였다.

그러나 끊임없이 생성되는 활성산소들을 지속해서 중화시키고 소멸시키기에는 후자의 항산화 물질만으로는 역부족이다. 오히려 맨발걷기와 접지를 통해 땅속에 있는 무궁무진한 자유전자를 몸안으로 받아들이기만 하면 그러한 질병들의 원인이 근원적으로 해소되고 치유되는 이치임을 알아야 한다. 그것도 돈 한 푼 안 들이고 말이다.

결국 답은 맨발걷기와 접지이다. 그래서 사실상 24시간, 1년 365일을 땅과의 접지가 차단된 채 살아가는 우리 현대인들의 생활 방식을 언제든 맨발로 땅을 밟고 접지할 수 있도록 개선해 나가야 하고, 암 수술 후, 특히 암이 깨끗이 수술로 제거된 경우, 항암 대신 맨발걷기와 접지로 암의 재발을 근원적으로 막아야 한다.

(5) 암과 투병鬪病할 것이냐 치병治病할 것이냐, 그것이 문제다

지난 2020년 7월 13일 미국의 유명 배우 존 트라볼타는 그의 부인이자 배우인 켈리 프레스턴이 57세의 나이로 사망했음을 알렸다. 그러면서 "그녀가 많은 사람의 사랑과 격려 속에 유방암에 맞서 2년간 용감하게 싸웠으나 결국 그 싸움에서 졌다."라고 무거운 마음으로 밝혔다.

이어서 존 트라볼타는 MD앤더슨 암센터의 주치의와 간호사들에게도 감사한다는 말씀을 전하였다. 위 부고 내용을 종합하면, 존 트라볼타의 부인 고故 켈리 프레스턴은 유방암이 발병한 지난 2년간 MD앤더슨 암센터와 여타 병원에서 다양한 치료를 받아 왔다. 즉 그녀는 현대 의학의 처방과 처치를 받으며 '암과의 싸움'을 이어 왔다.

위 존 트라볼타의 메시지를 보면서 저자는 일본의 의학박사 아보 도오루 교수 등이 공저한 《우리가 몰랐던 면역 혁명의 놀라운 비밀》이라는 책의 한 대목을 기억해 내었다. "일본에서 매년 33만 명의 암

환자가 숨을 거두는데 이때 유족들은 철석같이 암 때문에 죽었다고 믿는다. 그러나 그중 80%에 이르는 26만 명은 암이 아닌 맹독성 항암제 투여, 방사선 조사, 불필요한 수술 등과 같은 암 치료에 따른 중대한 부작용으로 사망한다."라는 내용이다. 어쩌면 켈리 프레스턴도 암 때문이라기보다 그 암세포를 죽이기 위한 항암치료의 부작용 등 때문에, 결국 그 싸움을 이겨내지 못했을 수 있겠다는 생각이 든다.

우리는 병이 생겼을 때 그 병에 맞서 싸우는 투병鬪病을 할 것이냐, 아니면 그 병의 원인을 찾아내어 그 원인을 해소하는 치병治病을 할 것이냐의 중요한 선택의 갈림길에 서게 된다. 현대 의학에 따른 처방과 처치, 특히 암세포와의 싸움은 바로 맹독성 항암제의 투여에 따른 각종 부작용을 이겨내느냐 못하느냐의 문제에 이르고, 그러한 싸움은 정말 용기 있는 싸움을 전제로 하는 것이다. 항암치료는 엄청난 부작용을 수반하고, 암세포는 물론 정상세포까지 공격하기 때문이다.

그래서 환자들은 그 과정에 엄청난 고통을 겪게 된다. 환자들이 암을 이겨내는 성공률은 암에 따라, 또 각 국가의 의료기술 수준에 따라 다를 것이다. 과거 MD앤더슨 암센터에 근무한 김의신 박사는 특정 암에 가장 잘 듣는 약을 5가지 정도를 선정하여 환자에게 그중 2~3가지 약을 직접 고르도록 권한다고 했다. 그리고 그 성공률은 약 30~50% 정도라 했다.

반면 우리 '맨발걷기 시민운동본부' 회원들의 암의 치유방식은 암과 투쟁하고 암과 싸우는 것이 아니라, 암의 근원이 활성산소라는 사실에 착안하여, 그 원인인 활성산소를 중화시키고 소멸시킴으로써 암의 근원을 해소하는 데 초점을 맞추고 있다. 그 과정에 병원의 항암치료를 병행하느냐의 여부는 병원의 진단 결과에 따른 각자의 판단과 선택의 문제이다. 이것은 우리가 암과 싸우는 투병을 하는 것이 아니라 암의 원인을 해소함으로써 암 자체가 스스로 소멸하도록 그 병을 관리, 즉 치병한다는 뜻이다.

위 켈리 프레스톤과 같은 유방암으로 고생했던 최순례 씨(여, 63세)의 경우, 2016년 유방암 악성종양을 발견한 이후 맨발로 걷는 등 여러 가지 자연치유 노력을 다 하다가 가족들의 성화에 못 이겨 2017년 11월 수술을 하였으나, 그 과정에 처음 8㎜였던 종양이 3㎜로 줄었다는 사실을 확인하고는 차라리 수술하지 않고 계속 맨발로 걸을 것을 하는 후회를 하였다고 한다. 최순례 씨는 수술 후에도 매일 맨발로 걷는 삶을 실천하기 위해 아예 집을 양평의 숲속으로 이전하고, 하루도 빠짐없이 맨발로 숲길을 걸으며 살아온 결과 지난 2019년 3월 병원으로부터 검사 결과가 놀랄 정도로 깨끗하다는 진단을 받았다(유튜브 동영상: 맨발걷기 치유사례 11-최순례 편 참고).

지난 2015년 유방암 수술을 받은 후, 2017년부터 맨발걷기를 시작한 김태숙 씨(여, 63세)도 마찬가지다. 그 이후 항상 섭생에 유의하면서, 거의 하루도 빠짐없이 맨발로 걸어 지난 2020년 6월 마침내 병원으로부터 완치판정을 받았다. 모든 검사에서 하나의 흠도 잡을 수 없는 완벽한 치유가 이루어졌다는 희소식이다(유튜브 동영상: 맨발걷기 치유사례 30-김태숙 편 참고).

두 사람 모두 일차 병원의 수술을 받았지만, 그 이후 암과의 투병이 아니라 암의 근원을 없애고 그 원인인 활성산소를 중화시키는 성공적인 치병의 과정을 밟은 것이다.

여기서 우리는 새로운 통찰에 이른다. 바로 암은 용기 있는 싸움, 즉 투병courageous fight의 대상이 아니라, 그 원인을 해소하는 관리, 즉 치병의 대상이라는 사실이다.

암세포와 싸우기 위해 암세포를 공격하여 그를 죽인다는 것은 성한 세포까지 공격하여 엄청난 해를 입히게 된다는 사실을 우리는 경험적으로 알고 있다. 그래서 의학박사 아보 도오루 교수 등은 환자들이 암 때문이 아니라 항암치료나 방사선치료의 부작용 때문에 죽어간다고 주장하는 것이다.

여러분들은 혹시 암에 걸린 친구나 가족들에게 암과의 용기 있는 투병을 권하겠는가, 아니면 조용히 암의 근원을 해소하는 맨발걷기와 접지를 통한 치병의 과정을 밟으시도록 권하겠는가? 그 선택은 우리 각자에게 달려 있다. 그리고 여기서 우리가 다시 한번 강조해야 할 사실은, 땅은 또 어머니 대지는 언제든 충만한 생명의 에너지를 가지고 우리를 기다리고 있다는 것이다.

그리고 누구든 땅으로, 어머니 대지로 돌아와 맨발로 걷고, 놀고, 즐기기만 하면, 자연스럽게 치유의 과정이 이루어진다는 사실이고, 그것이 바로 조물주가 준비해 놓으신 치병의 이치다.

❷
천연의
혈액 희석제

(1) 맨발걷기는 무해한 천연의 아스피린을 먹는 길

아스피린은 혈액을 묽게 하는 좋은 약이라고 의사들이 매일 먹을 것을 권고해 왔던 약이다. 그래서 60대가 넘은 분들이나 심장질환 등이 계신 분들은 그를 장복해오곤 하였다. 그런데 최근 일단의 의학계에서 그 아스피린이 뇌출혈의 원인을 제공한다는 의견들이 나오기 시작하였다. 국내 언론도 그러한 딜레마를 보도한 적이 있다.

과연 우리가 먹는 넘쳐나는 약들이 인체에 모두 긍정적인 측면만 있는 것인지, 혹시 아스피린처럼 일시 처방이 아닌 상시 복용약의 경우 부정적인 측면은 없는 것인지, 그리고 행여 약을 먹어 생긴 부작용을 해소하기 위해 또다시 다른 약을 먹어야 하는 상황에 이르는 것은 아닌지 등에 대한 의문이 꼬리를 물게 한다.

과연 우리는 꼭 약을 먹어야 어떠한 신체의 문제점들이 개선되고 치유되는 것일까? 왜 혈액이 묽지 않고 진득진득해지고, 그것이 원인이 되어 각종 심혈관질환과 뇌질환이 생기는 것인지, 그를 약을 먹지 않고 근본적으로 예방할 방법은 과연 없는 것인지에 대한 의문이 끊이지를 않는다.

앞서 제3장에서 상술하였듯이 2013년 2월 14일 미국의 대체의학지에 발표된 미국의 공학 물리학자 가에탕 쉬발리에 박사와 심장의학자 스티븐 시나트라 박사 등의 〈사람 몸의 접지Earthing는 혈액의 점성을 낮춘다-심혈관질환의 주요 원인Earthing(Grounding) the Human Body Reduces Blood Viscosity—a Major Factor in Cardiovascular Disease〉이라는 논문을 주목하게 된다. 쉬발리에 박사와 시나트라 박사는 논문 초록에서 "인간의 몸을 땅의 표면에 직접 접촉하는 것은 여러 종류의 심혈관질환의 위험 요인들에 대한 유익한 효과 등을 포함한 인간의 생리와 건강에 아주 흥미로운 효과를 가져온다는 사실이 밝혀졌다."라고 하였다. 그리고 "접지는 모든 피실험자에서 적혈구의 표면전하인 제타전위(주: 입자 사이의 반발력의 크기를 단위로 나타낸 것)가 평균 2.7배 높아지고 혈액의 점성과 엉김현상clumping을 두드러지게 묽게 해 주었다. 접지는 심혈관질환의 위험을 방지하고 줄일 수 있는 가장 단순하고 가장 근원적인 처치임이 확인되었다."라고 결론을 내렸다.

그리고 시나트라 박사는 그의 또 다른 글 〈접지가 심장에 미치는 효과How earthing benefits the heart〉에서 "나와 다른 연구자들이 10명의 건강한 사람들을 대상으로 접지 기구를 이용한 접지 전과 2시간 접지 후의 혈액들을 채취하여 암시야현미경dark-field microscope에 장착한 비디오카메라를 이용하여 분석한 결과 '접지는 혈액의 점성을 낮춤과 동시에 혈류를 개선하였음'을 확인하였다. 즉 적혈구들은 제타전위가 증가하고 혈액의 점성이 낮추어졌음을 명백하게 보여주었다. 2시간 만에 접지에 따른 중요한 변화는 하루 2시간씩 맨발로 숲길을 걷는다면 심장마비나 뇌출혈의 위험을 예방할 수 있다는 사실을 시사한다."라고 밝혔다.

그러나 위와 같은 중요한 논문이 발표된 지 8년이 넘었지만, 세계의 의학계나 정부 기관, 세계보건기구WHO 등에서는 인류의 건강을 증진할 수 있는 중대한 실마리를 주목하지 않고 있다.

저자는 지난 20년을 폴란드의 카바티 숲길과 서울의 대모산 숲길을 맨발로 걸으며 맨발걷기가 사람의 제반 건강의 증진은 물론 삶의 질 향상에 큰 영향을 미친다는 사실을 직접 체득하였다. 그리고 뜻을 같이하며 맨발로 걸은 많은 사람의 증언들을 통해 숲길 맨발걷기의 놀라운 치유의 비밀을 확인해왔다.

실제로 심혈관질환자들의 가슴 통증 현상이 단순히 맨발로 숲길을 매일 걸음으로써 개선된다는 사실을 확인하였고, 심지어 뇌졸중의 후유증으로 온 반신마비가 단순히 자갈 지압 보도를 매일 2~3시간씩 맨발로 걸어 수 주 만에 마비가 풀려 내리는 놀라운 사실도 확인하였다. 또한 각종 암의 종양이 있는 사람들이 맨발로 걸으면서 몇 달의 맨발걷기로 동 종양들이 현저히 줄어들고 치유되는 현상도 확인하였다. 그 이외에도 단지 등산화를 벗고 맨발로 두 달 숲길을 걸었는데 대형 뇌수술로도 치유되지 않던 만성두통이 사라지거나, 안구건조증, 비염, 이명증 등이 나아지고 족저근막염, 무릎 통증, 고관절 통증, 척추관협착증의 통증까지 개선되었다는 증언들이 줄을 잇고 있다.

이에 오로지 신발을 벗고 맨발로 숲길을 걷는 단순·용이·무해·무비용의 건강증진 방식을 좀 더 많은 사람에게 알리고 전파하기 위해 필자가 지난 5년간 서울의 대모산에서 운영해 온 '무료 숲길 맨발걷기로의 초대' 프로그램인 '맨발걷기 숲길 힐링스쿨'을 2018년 연말 '맨발걷기 시민운동본부'로 확대 개편하고, 대국민 맨발걷기 확산 운동을 계속하고 있다. 그것이 지난 수천 년 이어 온 인류의 무병장수 건강증진을 위한 오랜 노력을 완성하는 데 자그마한 도움이라도 될 수 있다고 믿기 때문이다.

어쩌면 위 '아스피린의 딜레마'에 대한 언론의 문제 제기에 대한 근원적인 답이 바로 천연의 무해한 아스피린을 먹는 것과 같은 맨발걷기의 효과에 있다는 확신 때문이기도 하다.

(2) 심장마비, 부정맥 등 치명적 죽음의 병으로부터 보호

얼마 전 아르헨티나 축구황제 마라도나가 60세의 이른 나이에 심장마비로 사망했다는 소식이 전 세계 언론을 탔다. 그렇게 운동을 많이 하는 선수가 왜 그런 이른 나이에 사망했을까? 마라도나와 유사한 이유로 갑자기 사망에 이른 사례들이 많다. 2020년 7월 영화감독 정인봉 씨는 서울 서초구 청계산에서 쓰러져 헬리콥터로 병원에 이송되던 중 세상을 떠났다. 한창 영화감독으로 왕성하게 일할 나이 52세에, 더더욱 청계산 등반 도중 급성 심정지로 세상을 떠났다는 보도다.

만약 위 고 마라도나나 고 정인봉 감독이 신발을 벗고 맨발로 땅을 밟으며 운동을 하였거나 등산화를 벗고 맨발로 산행을 하였더라면, 그러한 급작스러운 죽음에 직면했을까 하는 생각이 들었다.

그 밖에도 우리나라 벤처 창업의 1세대로 대표적인 성공 벤처인인 이민화 한국벤처 협회 명예회장 겸 카이스트(한국과학기술원) 겸임 교수도 어느 날 갑작스런 부정맥으로 사망했다. 의료기기업체 '메디슨'을 창업한 고인은 의료산업에 대한 열정 역시 남달랐다는 전문이다. 하지만 그는 소리 없이 다가온 치명적인 심혈관계 질환인 부정맥으로 66세의 이른 나이에, 그 스스로 돌연사하는 비극에 이르게 되었다.

통상 많은 사람이 고통받고, 그중 일부는 오랜 투병 끝에 죽음에 이르는 암의 경우는 그 징후가 종양 등으로 나타나 병원에 가서 진찰받고, 약을 쓰고, 먹는 음식을 바꾸고, 생활환경을 바꾸는 등 병의 치유를 위한 각종 준비를 할 시간을 준다. 그리고 행여 못 고치더라도, 적어도 죽음에 대비할 수 있는 시간이 주어진다.

반면 심혈관질환의 경우는 병 자체가 사전의 예후 없이, 즉 처치할 수 있는 시간이 아예 주어지지 않고, 어느 날 갑자기 사람을 죽음에 이르게 한다. 심장마비의 경우, 단 4분 정도의 심폐소생의 짧은 골든타임이 주어지지만, 과거 개그맨 고 김형곤 씨의 경우처럼 그 골든타임을 놓쳐 발병 즉시 죽음에 이르거나 비록 소생하더라도 고 이건희 회장처럼 생전에 6년여를 병상에서 무의식 상태로 투병해야 하는 참으로 무서운 질병들이다.

결국 각종 암과 비교해 심혈관질환(각종 뇌질환인 뇌졸중, 뇌경색 등도 마찬가지다)의 경우는 그 치명성의 정도 및 준비할 시간을 주지 않는 다는 점 등에서 하늘과 땅의 차이만큼 더 무서운 질병들임이 위 여러 유명 인사들의 돌연한 사망으로 다시 한번 드러났다 하겠다.

이제 그 치명적인 이유를 한번 생각해 보아야 한다.

우선 '부정맥'에 대해 네이버 백과 삼성서울병원 건강 칼럼은 "심장은 자기 주먹 정도의 크기의 장기이며 두 개의 심방과 심실로 구성되어 있다. 심장 박동은 동방결절이란 조직에서 형성된 전기적 신호가 전달되어 일어나는데, 부정맥은 이러한 심장 박동이 불규칙하게 되는 것을 말한다. … 부정맥은 여러 가지 원인에 의하여 심장 내 전기적 신호의 전달 경로나 그 주위 심장 부위에 이상이 생겨 발생한다. 특히 중년 이후에는 여러 형태의 부정맥이 나타날 수 있으므로 유의해야 한다."라고 적고 있다. 그리고는 "부정맥은 호흡 곤란, 가슴 두근거림, 실신 등을 유발한다. … 이러한 부정맥은 평소에 지속해서 나타나기도 하나 예기치 않게 간헐적으로 나타나 심한 불안감을 느낄 수 있다."라고 적고 있다. 또 국가건강정보포털의 의학 정보는 "근육이 수축하기 위해서는 전기가 발생해야 한다. 그래서 심장 내에는 자발적으로 규칙적인 전기를 발생시키고 심장 전체로 전기신호를 전달하는 전기전달체계가 있다. 이런 체계의 변화나 기능 부전 등에 의해 초래되는 불규칙한 심장 박동을 부정맥이라 한다. 부정맥은 심각한 심장질환의 신호일 수도 있고 아닐 수도 있다. 또 환자가 인지할 수도 있게 인지하지 못할 수도 있다."라고 서술하고 있다.

여기서 주목할 점은 심장 박동이 전기적 신호 전달체계에 의해 작동한다는 사실이다. 즉 마치 정교한 기계처럼 전기적 작동 때문에 움직인다는 것이다. 그렇다면 심장의 그 '전기적 작동체계' 또는 '전기전달체계'에 이상이 생기면 부정맥 현상이 생기고, 또 어느 날 돌연사에 이를 수 있다는 결론이 나온다.

사실 어떠한 산업기계나 공작기계이든 또 병원에서 쓰는 의료장비이든 전기에 의해 움직이는 모든 기계, 장비들의 경우 전기적 작동에 방해가 초래되지 않도록 땅에 어스(접지)한다는 사실을 독자 여러분들께서도 과거 학교 과학 시간에 배워 알고 계실 것이다. 심지어 우리가 사무실이나 집에서 쓰고 있는 컴퓨터, 냉장고 등도 모두 접지선에 연결되어 언제든 항상 어스되어 있다.

그렇다면 우리의 몸은 어떨까? 위 심장 박동이 그러하듯 우리 몸의 전반도 전기적 신호체계에 의해 움직이는 정교한 전자 시스템과 다를 바가 없다. 특히 그중에서도 심장은 전기적 신호체계에 의해 작동함이 뚜렷해 보인다. 그렇다면 전기적 전달체계에 이상이 생기지 않고 안정적인 운용이 되려면, 우리의 몸, 즉 우리의 심장도 땅에 어스가 되어 있어야 한다는 결론에 자연히 이르게 된다.

바로 우리가 매일 이야기하고 있는 '맨발걷기를 통한 접지earthing 이론'과 맞물리는 것이다. 즉 신발을 신은 상태에서는 몸의 전압이 평균 200~600㎷, 많게는 1,000㎷까지 오르락내리락하는 불안정한 상태가 이어지지만, 맨발로 맨땅에 접지하는 순간 0V로 떨어져 전기적으로 이제는 변하지 않는 절대 안정의 상태로 들어가는 것이다. 이는 바로 우리의 몸도, 따라서, 심장도 어스가 되어야 전기적으로 안정된 상태를 유지할 수 있음을 명백하게 시사하는 것이다.

맨발로 땅 위를 걸을 경우, 몸속의 양(+)전하를 띤 활성산소가 땅속의 음(-)전하를 띤 자유전자와 만나 중화되고 소멸할 뿐만 아니라, 땅속의 자유전자가 몸속으로 들어와 적혈구의 표면전하surface charge를 올리고 혈액의 점성viscosity을 묽게 해주고, 혈류의 속도velocity를 높여 줌으로써 부정맥, 심장마비 등 심혈관질환이나 뇌질환의 원인을 근원적으로 제거해 주게 되는 것이다.

따라서 심장마비, 급성 심정지, 부정맥 등으로 갑자기 사망한 고마라도나나 고 정인봉 감독, 고 이민화 회장 등이 저자와 같이 맨발로 걸으셨더라면, 또는 적어도 접지선을 통해 집 안에서도 접지를 할 수 있었더라면, 이와 같은 돌연한 사망에 이르는 불행한 일이 사전에 예방되고 치유되지 않았을까 하는 안타까움이 든다. 그리고 적어도 우리가 매일 맨발로 걷는 한, 그와 같은 부정맥이나 심장마비 또는 급성 심정지의 위험을 예방하고 미리 치유하게 될 것이라는 사실을 뚜렷이 시사한다. 그러한 점에서 맨발걷기, 또는 접지가 얼마나 중요한 것인가 하는 것을 다시 한번 재확인할 수 있다.

맨발걷기와 접지는 그래서 '침묵의 살인자'라 불리는 부정맥이나 심장마비, 급성 심정지 등으로부터 비롯되는 치명적인 사망의 위험이나 식물인간의 상황에 부닥칠 수 있는 위험 등으로부터 우리를 원천적으로 보호해 줄 수 있는 그런 놀라운 힘을 가지고 있다.

(3) 맨발걷기는 뇌졸중에 따른 반신마비까지 치유한다

지난 2006년 저자가 《맨발로 걷는 즐거움》이라는 첫 책을 펴낸 후, 경북 성주의 한 독자가 목등뼈 3번 수술이 잘못되어 왼쪽 팔에 마비증세가 왔었는데, 저자의 책을 읽고 매일 2시간씩 집 앞의 자갈길을 맨발로 걸었더니, 두 달 만에 완전히 치유되었다는 사실을 알려 온 적이 있다. 맨발걷기에 따른 반신마비의 첫 번째 치유사례다.

다음 뇌졸중 후 한 달간 대학병원에서 치료를 받았던 조옥순 씨(여, 68세)는 왼쪽 반신마비가 왔고, 그 이후 요양병원에서 5개월을 입원하여 매일 물리 치료를 받았으나, 반신마비가 풀리지 않던 중 저자의 인도로 매일 자갈 지압 보도를 걷는 하루 2~3시간의 맨발걷기에 나섰다. 그 이후 3주, 8주, 100일 차에 왼쪽 뺨, 왼쪽 목, 왼쪽 팔과 왼쪽 다리까지 마비가 순차적으로 다 풀리고, 그 이후 거의 정상으로 돌아온 놀라운 치유의 경과를 보여주었다(유튜브 동영상: 맨발걷기 치유사례 9(1~7)- 조옥순 편 참고).

서옥순 씨(여, 58세)나 김옥이 씨(여, 67세)도 숨쉬기가 답답하거나 가슴에 통증이 오고 맥박수가 급속히 올라가는 증세로 위 부정맥과 큰 차이가 없는 심혈관질환을 앓았다. 그러나 두 분 다 맨발로 열심히 걸으신 이후 지금은 심장의 답답함이나 통증이 개선되어 현재는 그러한 증상을 거의 느끼지 않고 건강하게 지내고 있다.

미국의 저명한 심장전문의인 스티븐 시나트라 박사는 그의 논문 〈접지가 심장에 미치는 효과 How earthing benefits the heart〉에서 "접지, 즉 맨발걷기의 가장 중요한 효과는 '묽어진 피, 또는 혈액의 점성이 낮아졌다'는 사실이다. 피가 묽어지면 몸의 각 세포에 산소와 영양소를 더 빠른 속도로 전달하고, 동시에 그 세포로부터 나쁜 독소를 빠른 속도로 제거한다. 반대로 진득거리는 피는 엉겨 붙어 심혈관질환을 일으킬 가능성을 높인다."고 서술하였다. 그리고 "땅속의 자유전자들은 음전하를 띄고 있어서, 접지, 즉 맨발로 맨땅을 걷게 되면 적혈구들의 음전하를 증가시키게 되고 따라서 제타전위를 높이면서 혈액의 점성을 낮추게 된다."며 "제타전위에 대한 최근의 파일럿 연구(Chevalier 2013)에서 나와 다른 연구자들이 10명의 건강한 사람들을 대상으로 접지 패치를 이용한 접지 전과 2시간 접지 후의 혈액들을 채취하여 암시야현미경에 장착한 비디오카메라를 이용하여 분석한 결과 '접지는 혈액의 점성을 낮춤과 동시에 혈류를 개선하였음 earthing lowers blood viscosity and improves blood flow'을 확인하였다. 즉 적혈구들은 제타전위가 증가하고 혈액의 점성이 낮추어졌음을 명백하게 보여주었다. 2시간 만의 접지에 따른 중요한 변화는 하루 2시간씩 맨발로 숲길을 걷는다면(또는 접지 패치를 사용하면) 심장마비나 뇌출혈의 위험으로부터 예방할 수 있다는 사실을 시사한다."고 결론 내렸다.

결국 시나트라 박사의 논문의 핵심 내용은 접지를 통해서 우리 적혈구의 표면전하가 올라가고 그 결과로 우리 혈액의 점성 viscosity이 낮아지는바, 이는 진득진득한 혈액이 묽게 바뀐다는 이야기가 된다. 사실 진득진득한 혈액은 혈관을 돌 때 혈액이 원활하게 돌지도 못하게 할 뿐만 아니라, 혈액이 피떡처럼 붙어 혈관을 막는 결과가 생기는 원인이 된다고 하겠다. 그렇게 해서 심장마비의 원인이 되거나 갑작스러운 뇌경색이나 뇌졸중의 원인이 되는 것이다. 따라서 혈액의 점성을 적절히 묽게 유지하는 것은 그러한 질병들을 예방하는 데 매우 중요하다.

그런데 접지를 하면, 즉 맨발로 맨땅을 걷게 되면 혈액의 적혈구의 표면전하 surface charge를 높여 주므로 혈액의 점성이 낮아진다는 중요한 사실이 시나트라 박사 연구팀에 의해 발견된 것이다. 따라서 심혈관질환을 예방하려면 진득진득한 혈액을 묽고 잘 흐르는 깨끗한 혈액으로 바꿔주는 것이 중요한데, 바로 접지 earthing, 즉 우리의 숲길 맨발걷기가 그 해결책이 된다.

이러한 심혈관질환의 원인이 바로 맨발로 걷지 않고 절연체인 합성고무 밑창이 들어간 신발을 신는 데서 연유되고 있다. 반면 맨발로 걷고 맨발로 살게 되면 그 접지효과에 따라서 그러한 질병이 생길 이유가 없는 것이다. 즉 맨발로 걸으면 혈액이 깨끗해지고 혈액의 점성이 적절하게 묽어지고, 또 활성산소도 그때그때 배출됨으로써, 심혈관질환 등 현대 문명병의 심각한 질환들이 생길 이유가 없어지는 것이다.

앞서 언급한 서옥순 씨와 김옥이 씨의 심방세동의 치유 사실과 조옥순 씨의 뇌졸중의 후유증에 따른 왼쪽 반신마비가 풀려 해소되고 있는 사실에 대해서 다시 한번 생각해 본다. 당시 저자는 서옥순 씨가 맨발로 걸은 지 약 한 달 만에 심장의 통증이나 답답함이 개선된 이유를, 또 조옥순 씨의 뇌졸중에 따른 반신마비가 2달여 만에 거의 완전히 풀리고 있는 놀라운 치유의 이유를 바로 맨발걷기의 지압효과에서 찾았다.

맨발바닥으로 맨땅을 밟음으로써 땅 위에 있는 자갈, 나뭇가지, 나무뿌리 등과의 접촉을 통해서, 즉 지압을 통해서 발바닥의 혈액 펌핑 기능이 강화되고 그로 인해서 모든 혈관에 혈액들이 왕성하게 공급됨으로써 자연스럽게 심장의 기능 자체가 활발해졌고, 따라서 숨이 답답한 증세나 통증 자체가 개선되고 그러한 혈류가 뇌의 막혔던 혈관까지 혈액이 왕성하게 흐르게 된 결과라고 설명했는데, 위 스티븐 시나트라 박사의 분석에 의하면 또 다른 원인이 있었다.

맨발걷기의 접지를 통해서 적혈구의 표면전하가 올라가 그 결과로 혈액의 점성이 낮춰졌고, 그동안 진득진득했던 혈액이 묽게 변하면서 혈류 자체가 원활해졌다는 것이다. 그래서 가슴이 답답한 증세나 심장의 통증 그리고 뇌경색에 따른 왼쪽 반신마비가 해소되었다는 것으로도 설명이 된다. 결국 서옥순 씨의 심방세동 치유나 조옥순 씨의 뇌졸중에 따른 왼쪽 반신마비의 치유는 지압효과를 통한 펌핑 기능의 강화로 혈액의 순환이 왕성해짐과 동시에 접지효과를 통한 적혈구의 표면전하가 높아지게 되고, 그에 따라 혈액의 점성이 낮추어지고, 진득진득했던 피가 묽게 변하면서 심장의 답답함이나 통증의 해소 및 왼쪽 반신마비의 해소로 나타나고 있다고 설명할 수 있을 것이다.

결국 우리가 맨발로 걷게 되면 비록 심장질환이나 뇌졸중 등 질환이 없는 사람들도 똑같은 치유 현상이 생긴다고 할 수 있겠다. 즉 혈액의 펌핑 기능이 강화되고 동시에 혈액의 점성 자체가 묽어짐으로써, 심혈관질환이나 뇌졸중 등에 걸릴 확률이 최소화되고, 따라서 심장마비는 물론 뇌경색이나 뇌졸중에 걸릴 확률도 그만큼 줄어든다고 하겠다. 바로 그들 질병에 대한 숲길 맨발걷기의 괄목할 만한 예방 효과이자 치유 효과이다.

(4) 맨발걷기와 접지는 고혈압과 그 합병증들을 정상으로 되돌린다

① 고혈압의 원인은 정말로 알 수 없을까?

우리나라 국가건강정보포털에 의하면, 고혈압hypertension이란 성인에서 수축기 혈압이 140㎜Hg 이상이거나 이완기 혈압이 90㎜Hg 이상일 때를 말한다. 고혈압은 관상동맥 질환과 뇌졸중, 신부전 등 전신에 걸쳐 다양한 합병증을 일으키며 환자의 생명과 건강을 직접적으로 위협하는 질병으로 규정하고 있다.

삼성서울병원 건강 칼럼은 고혈압을 '침묵의 살인자'라고 지칭하며, "고혈압은 증상도 없고, 고혈압으로 진단되어도 특별한 치료의 필요성을 느끼지 못하는 경우가 많다. 하지만 고혈압은 중·장년층을 위협하는 협심증, 심근경색 등의 심장질환과 뇌졸중(중풍) 등의 뇌혈관 질환을 일으키는 가장 주된 병으로, 우리나라 성인의 30% 이상에서 발견되는 흔한 질환이며 나이가 들수록 발생 빈도가 높다. 특히 원인이 잘 알려지지 않은 본태성 고혈압은 일반적으로 30대부터 서서히 나타나기 시작하여 60대에서 40% 이상 발생한다. 그러므로 중년 이후에는 더욱 혈압 변화를 민감하게 관찰해야 한다."라고 경고하고 있다.

만약 고혈압 판정을 받는다면 다음 세 가지 사항을 명심해야 한다고 의료계는 말한다. 첫째, 높은 혈압은 저절로 사라지지 않는다. 둘째, 적절한 치료를 통해 성공적으로 조절될 수 있다. 셋째, 높은 혈압을 잘 조절하면 심장병, 뇌졸중, 콩팥 질환 등을 예방할 수 있다. 동시에 혈압은 여름철이 되면 떨어졌다가 찬 바람이 불기 시작하는 10월 이후 급상승하며 바깥 기온이 떨어지면 땀을 적게 흘리게 되고 말초 혈관이 수축하여 피의 흐름을 방해하므로 여름보다 수축기 혈압이 7㎜Hg, 이완기 혈압이 3㎜Hg 정도 올라가게 된다. 특히 기온이 떨어지면 혈액이 진해지고 지질脂質 함량이 높아져, 혈관수축이 촉진되는 등 혈압 상승과 더불어 동맥경화증의 합병증도 더 자주 발생한다.

그런데 여기서 주목할 사실은 첫째, 가장 중요한 본태성 고혈압의 원인은 잘 알려지지 않았다고 밝히고 있는 점이고, 둘째, 고혈압은 저절로 사라지지 않는다는 단정과 함께, 셋째, 반드시 약물을 통한 치료를 권하고 있다는 점이다. 하지만 원인도 모른 채, 혈액을 희석하게 시키거나 혈압을 낮추는 데에만 치중하는 각종 고혈압약만 수십 년간 장기적으로 투약한다면 몸에 응당 부작용이 생길 터인데, 그것은 어떻게 할 것인가? 통상 고혈압약들은 그 발생의 근본적인 원인을 모른 채 몇 가지 관점에서의 대증적인 처치를 위해 만들어졌기 때문에 즉각적으로 혈압을 떨어뜨리기는 하지만, 그 모든 혈압약이 치료제가 아니라는 태생적 한계를 지니고 있다.

그것은 마치 하수관이 막혔는데, 그 하수관이 막힌 원인을 없애 하수관 자체가 깨끗해지도록 조처하는 대신 하수를 약으로 정수하는 노력만 지속하는 것과 다름이 없다. 그러다가 하수의 물은 약으로 어느 정도 정화가 되겠지만, 하수관의 벽은 오염물이나 침전물로 갈수록 더 덕지덕지 두꺼워져 결국 나중에는 약으로 정화된 물조차 통과할 수 없는 상황이 되는 것은 아닐까 싶다. 그래서 고혈압을 어느 날 소리 없이 죽음에 이르게 하는 '침묵의 살인자'라고 지칭하는 것이라 여겨진다.

관련하여, 저자는 이렇게 분석해보고 싶다. 위 건강칼럼은 본태성 고혈압의 원인이 잘 알려지지 않았다고 하였지만, 실제 혈관 벽이 두꺼워지거나 혈액의 점성이 높아진 탓에 혈액이 혈관을 통과하는 데 힘이 드는 만큼, 그를 어떻게 하든 통과하기 위해 혈압을 올리게 되는 것으로 보인다. 그리고 그러한 이유는 바로, 사람들이 고무 밑창을 댄 신발을 신고 살아가기 때문에 대지와의 접지가 차단되면서 끊임없이 발생하는 혈액 속 독소가 다 제거되지 못하고, 혈액 자체의 점성이 높아지는 상태가 지속되면서, 결국 오랜 시간에 걸쳐 혈관 벽에 침전물이 쌓이고 동시에 혈액이 끈적끈적해지면서 서서히 혈압이 높아지게 되는 이치다.

위 삼성병원도 적시하였듯이, "원인이 잘 알려지지 않은 본태성 고혈압은 일반적으로 30대부터 서서히 나타나기 시작하여 60대에서 40% 이상 발생한다. 그러므로 중년 이후에는 더욱 혈압 변화를 민감하게 관찰해야 한다."라고 한 이유가 바로 그러한 이유 때문일 것이다. 즉 오랜 시간 구두를 신고 살아가면서 땅과의 접지가 차단되어 자연스럽게 혈관 속 독소가 배출되지 않고 침전물이 쌓이게 되고, 결국 나이가 들어가면서, 빠르게는 30대부터 60대에 걸쳐, 상당수의 사람에게 고혈압이 생기게 되는 것이다.

하지만 현대의학계는 우리가 고무 밑창을 댄 신발을 신고 살고 있을 뿐만 아니라 고층빌딩이나 아파트에 거주하는 삶의 방식 때문에 우리의 '몸과 땅과의 접지가 차단'되면서 혈액의 점성이 올라가고 혈액이 진득진득해질 뿐만 아니라 활성산소 등 몸의 주요 독소가 빠져나가지 못한다는 상황에는 아직 주목하고 있지 않다. 그래서 위와 같이 고혈압, 특히 소위 '본태성 고혈압'의 원인이 알려지지 않았다고 밝히고 있는 것이고, 그 원인에 대해 맨발걷기나 땅과의 접지를 고혈압의 근원적인 예방책이자 치유책으로 생각하지 못하고, 일단 약물로 당장 혈압을 낮추는 대증적 요법에만 머물러 있는 것이 아닌가 싶다.

② 혈압약을 끊고 맨발로 걸으면 혈압이 떨어진다

위와 같은 분석적 관점은 저자의 '맨발걷기 운동본부'의 회원 중, 혈압약의 복용을 끊고 오로지 맨발로 걸은 결과 고혈압이 빨리 떨어지고 정상화되었다는 보고가 이어지고 있는 사실로도 입증이 되고 있다.

임신중독증의 후유증으로 20여 년 동안 신장 기능이 29%로 줄어 투석 직전에 놓였을 뿐만 아니라 45분마다 잠을 깨어 도저히 잘 수 없는 극도의 정신적, 신체적 장애에 시달리던 송혜란 씨(여, 65세)가 2달여의 맨발걷기로 대부분 증상이 괄목할 만큼 치유된 모습을 보여주었다. 맨발걷기를 하기 전 그녀의 혈압은 187에서 혈압약을 먹어 167이었는데, 맨발걷기 1달 후 이를 스스로 끊었고, 그 이후 병원 검사에서 혈압 118로 완전한 정상으로 돌아왔다. 거기에다 공복혈당치도 그전에는 207에 달하였으나 이제는 100 이하의 정상치로 돌아왔다는 놀라운 결과를 발표해 주었다. 이러한 사실은 위에서 밝힌 고혈압의 원인이 바로 땅과의 접지를 차단한 데서 비롯되었다는 저자의 분석은 물론 그 근원적인 해결책이 바로 맨발걷기와 땅과의 접지에 있다는 저자의 견해가 옳다는 사실을 뚜렷이 입증하는 것이다 (유튜브 동영상: 맨발걷기 치유사례 21-송혜란 편 참고).

얼마 전 또 다른 한 회원도 맨발로 걷기 전에는 혈압이 185/ 135 mmHg의 고혈압 상태로 판명이 되어, 병원으로부터 고혈압약을 처방받아 먹기 시작하였다고 하였다. 그런데 지난 2019년 6월 10일 강원도 영월에서 저자의 〈맨발걷기의 기적〉 강연을 들은 후, 즉각 맨발걷기를 실행에 옮겼다. 그리고는 누워 계시던 친정어머님까지 일으켜 세워 흙을 밟게 해드려 살려내었다 하였다. 자신도 매일 맨발걷기에 매진, 위 복용하던 고혈압약을 맨발걷기 2달 만에 스스로 끊고, 정상적인 건강을 되찾았음은 물론 10㎞ 마라톤까지 완주하여 준우승까지 하는 인간승리의 드라마를 완성하였다고 한다. 고혈압이 치유된 맨발걷기 100일의 또 다른 기적이다.

즉 "높은 혈압은 저절로 사라지지 않는다."라는 단정과는 상반되는 결과를 가져온 것이라 하겠다. 다시 말해 맨발로 열심히 걸을 경우, 혈압약을 먹지 않고도 고혈압이 치유된다는 사실을 위 사례들이 실증해 보인 것이다.

한편 지리산에 들어가서 약 10년을 칩거하고 있는 한 회원 역시 관련한 놀라운 이야기를 전해주었다. 입산 전인 약 10년 전에230㎜Hg의 고혈압 상태에서 모든 약을 거부하고, 오로지 자연 속에서의 청정한 생활을 유지한 끝에 현재는 혈압이 160㎜Hg 정도까지는 내려왔다 한다. 많이 개선된 것이지만, 여전히 140㎜Hg를 넘는 고혈압 상태가 지속되고 있다. 왜일까? 비록 지리산 산중 마을에서 1시간을 더 걸어 들어가야 하는 첩첩산중의 청정한 곳에 거처를 정하고 살지만, 여전히 고무 밑창을 댄 신발을 신고 사는 탓임을 저자가 바로 적시했었다. 비록 도시에서의 생활보다는 덜하겠지만, 몸속의 활성산소가 매일매일 몸 밖으로 배출되지를 못하고 있을 뿐만 아니라 산중의 청정한 생활을 하지만, 여전히 고무 밑창을 댄 신발을 신고 살았기 때문에 땅속의 자유전자가 몸속으로 들어오지를 못함으로써 혈액의 점성이 묽어지지를 않고 토마토케첩처럼 끈적끈적한 상태를 유지하고 있어서 아직도 혈압이 160㎜Hg 정도에서 완전히 정상으로 돌아오지를 못하고 고혈압 상태를 지속하고 있는 것으로 보인다. 다행히 그분은 저자의 '맨발걷기 숲길 힐링스쿨'에 와 맨발로 걷기 시작한 이후 이제는 매일 맨발로 걷고 있고 앞으로도 그리하겠다 약속하였다.

또 다른 한 회원은 "분당 불곡산을한 달에 20일 이상 맨발로 1년 이상 등산한 결과, 그동안 10년 이상 혈압약을 복용했었는데, 이제는 혈압이 정상으로 돌아왔고, 이명이 없어졌으며, 무릎관절이 많이 좋아졌습니다. 우리 회원님들 맨발걷기로 건강해집시다."라고 써서 소식을 올려준 적이 있었다.

③ 고혈압의 합병증들도 맨발걷기로 개선되었다

동시에 최근 저자의 '맨발걷기 시민운동본부' 회원들이 고혈압으로 인한 각종 합병증인 심근경색, 협심증이나 뇌졸중 등으로 인한 반신마비 등의 후유증으로부터 회복된 사례들이 아래와 같이 계속 보고되고있다.

첫째, 김현미 씨(여, 가명, 62세)가 심근경색으로 응급실에 입원하여 5일 만에 퇴원한 후, 그다음 달 맨발로 걷기 시작한 지 3개월이 지나 이제는 편안하게 대모산 숲길을 맨발로 걷게까지 되었다. 병원에서 퇴원한 직후에는 가슴이 답답하여 며칠 밤잠을 잘 이루지 못하였으나, 맨발로 걸은 이후 너무나 잠을 잘 자 건강 회복에도 결정적으로

이바지하였다는 증언이다. 거기에다 그 직후 남한산성을 맨발로 오른 후, 그녀 스스로 "이제 나는 내 삶의 주인이 되었다!"라고 선언하였다. 최초의 심근경색 후 맨발걷기 3개월의 새로운 기적이 탄생한 것이다.

둘째, 고혈압으로 인한 협심증으로 심장판막에 스텐트 3대를 시술받은 김철수 씨(남, 77세)도 직전 3년 병원으로부터 지속해서 혈압약을 처방받고 복용해 왔지만, 그동안 병원으로부터 혈압이 좋아졌다는 이야기를 못 들어왔었다. 그런데 3개월간 맨발걷기를 한 이후 찾은 병원으로부터 "혈액이 너무나 깨끗해졌다. 앞으로 2년간 병원에 올 필요가 없다."라는 놀라운 판정을 받았다는 기쁜 소식을 전해주었다. 맨발걷기가 혈액을 깨끗이 함으로써 고혈압을 치유하는 그 현장을 명징하게 보여준 또 하나의 사례라 하겠다.

셋째, 고혈압으로 인한 뇌졸중으로 반신마비가 되었던 조옥순 씨 역시 지난 1년 동안 매일 하루도 빠지지 않고 맨발로 걸어, 진작에 반신마비가 풀렸을 뿐만 아니라 지금은 혈압도 과거 160 수준에서 110~120 수준의 정상으로 돌아왔다. 그리고 과거에는 병원으로부터 혈압약을 5알 정도 처방받아 먹었지만, 고혈압의 개선이 현저하여 얼마 전 병원에서 1알로 줄여 처방받고(동시에 주치의 선생님으로부터 지난 수십 년 뇌졸중 환자를 치료해왔지만, 이렇게 반신마비까지 풀려 내린 것은 이제까지 한 번도 보지 못한 최고의 치유사례라는 극찬을 들었다), 최근 그마저도 스스로 끊었다 하였다. 그 역시 맨발걷기에 따른 혈압의 변화는 물론 그 후유증인 반신마비의 치유까지 뚜렷이 보여주는 또 하나의 경이로운 치유사례인 것이다.

넷째, 수축기 혈압이 140~160㎜Hg 사이였던 김근수 씨(남, 가명, 60세)도 맨발걷기 5개월 후인 2021년 2월 8일 아침 병원에서 측정하니 128㎜Hg의 정상으로 나와 의사가 깜짝 놀랐다는 소식을 전해 왔다. 그리고 그로부터 또 4개월 후인 2021년 6월 17일 아침 116㎜Hg의 완전 정상 혈압을 알려왔다. 혈압약 복용도 하지 않고 지난 9개월 겨울 내내 눈이 오나 비가 오나 하루도 빠짐없이 맨발로 걸었다며 맨발걷기의 위력이 정말 대단하다고 기뻐했다.

위와 같은 사례들로 볼 때, 고혈압의 근원적인 치유는 원인도 모른 채 당연시되고 있는 약물 처방이 아닌 숲길 맨발걷기가 그 답임을 명백히 보여주고 있다. 이는 지난 2013년 우리의 몸과 땅의 접지 시 땅속의 자유전자가 혈액 속으로 들어와 적혈구의 표면전하, 즉 제타전위를 올리고, 2시간 접지로 혈액의 점도가 평균 2.7배가 묽어진다는 미국 심장의학자 스티븐 시나트라 박사 등 3인이 10명의 건강한 사람을 대상으로 한 실험 결과를 발표한 연구논문의 내용과도 일치한다(Earthing (Grounding) the Human Body Reduces Blood Viscosity—a Major Factor in Cardiovascular Disease, The Journal of Alternative and Complementary MedicineVol. 19, No. 2).

바로 맨발걷기는 땅속의 자유전자가 몸속으로 들어와 혈액이 묽어지는 천연의 혈액 희석제 역할을 하는 것이다. 거기에다 맨발걷기 시 접지는 몸속의 활성산소를 중화시키는 천연의 항산화제 역할까지 함으로써 몸속의 독소를 모두 중화시키고 소멸시켜 혈액을 깨끗이 정화할 뿐만 아니라 혈관까지 건강하게 만들어주는 것이다.

다시 말해 우리의 맨발걷기는 단순히 하수관을 흐르는 물(혈액)만을 맑고 유연하게 정화시키는 것이 아니라 물(혈액)속 독소까지 정화하여 하수관(혈관) 자체를 깨끗하고 건강하게 만들어줌으로써, 고혈압의 근원적인 예방뿐만 아니라 위와 같이 고혈압의 무서운 합병증들까지 단기간에 치유해내는 놀라운 기적을 이룬다고 할 것이다. 관련한 위 회원들의 주치의들께서 "혈액이 너무나 깨끗해졌다.", "지난 수십 년 치료 경험상 최고의 치유사례다."라고 각각 찬사를 보내고 있음도 그를 뒷받침한다.

위와 같은 고혈압 치유사례들은 위 건강칼럼이 이야기하는바, "높은 혈압은 저절로 사라지지 않는다."라는 단정과는 달리 혈압약을 먹지 않고도 고혈압이 치유되거나 더 이상의 진전이 예방될 수 있음을 명백히 보여주었다. 따라서 숲길 맨발걷기와 접지Earthing가 고혈압과 그로 인한 합병증들을 정상 혈압으로 되돌린다는 사실을 주목하고 독자 여러분들께서도 맨발걷기에 적극 동참하시기를 바라 마지 않는다.

(5) 원인도 모른 채 급증하는 당뇨병, 맨발걷기와 접지가 답이다

국제당뇨병연맹International Diabetes Federation은 매년 11월 14일을 '세계 당뇨병의 날'로 정하고, 급증하는 당뇨병의 관리 대책을 추진하고 있다. 2020년에는 "간호사가 차이를 만듭니다. 11월 14일은 세계 당뇨병의 날입니다. 2020년 캠페인은 당뇨병 관리 및 예방에서의 간호사의 역할을 홍보하고 있습니다."라는 슬로건 하에 당뇨병과 싸우는 일에 간호사들의 역할이 중요하다고 홍보하고 있다.

특히 당뇨처럼 지속적인 환자의 생활 전반의 관리가 필요한 질병들의 경우, 간호사의 역할이 매우 중요하지만, 당뇨병 환자 수를 줄여나가는 근원적인 대책이나 치유책이라 보기에는 핵심에서 벗어나 있다는 생각을 지울 수가 없다.

위 국제당뇨병 연맹의 통계를 보면, 2019년만 해도 전 세계 4억 1천 9백만 명이 당뇨병을 앓고 있고, 2030년에는 당뇨병 유병인구 숫자가 5억 7천 8백만으로 늘어날 것으로 추정하고 있다. 이는 2020년 세계 인구수 78억 명을 기준으로 하면 2019년 전체 인구의 약 5.4%가 당뇨병 환자이고, 그 당뇨병 환자 중 약 1%에 해당하는 4.2백만 명이 2019년 중에 당뇨병으로 사망했다는 뜻이다.

우리나라도 최근 통계청의 발표에 따르면 우리나라 30대 이상 인구의 1/3 이상이 당뇨병 환자이거나 당뇨에 걸릴 위험에 노출되어 있다고 한다. 그래서 당뇨병이야말로 우리 국민 누구든 위협받을 수 있는 심각한 질병이다. 그런데도 위 국제당뇨병 연맹조차 손에 잡히는 뚜렷한 대책 없이 당뇨병 환자의 증가를 지켜만 보고 있는 셈이다.

여기서 우리는 당뇨병의 의의와 심각성에 대해 다시 한번 살펴본다. 서울대병원 건강정보에 의하면 "당뇨병은 인슐린의 분비량이 부족하거나 정상적인 기능이 이루어지지 않는 등의 대사질환의 일종으로, 혈중 포도당의 농도가 높아지는 고혈당을 특징으로 하며, 고혈당으로 인하여 여러 증상 및 징후를 일으키고 소변에서 포도당을 배출하게 된다."라고 한다.

또한 "당뇨병은 제1형과 제2형으로 구분되는데, 제1형 당뇨병은 인슐린을 전혀 생산하지 못하는 것이 원인이 되어 발생하는 병이고, 인슐린이 상대적으로 부족한 제2형 당뇨병은 인슐린 저항성insulin resistance, 혈당을 낮추는 인슐린 기능이 떨어져 세포가 포도당을 효과적으로 연소하지 못하는 것을 특징으로 한다."라며 "제2형 당뇨는 식생활의 서구화에 따른 고열량, 고지방, 고단백의 식단, 운동 부족, 스트레스 등 환경적인 요인이 크게 작용하는 것으로 보이지만, 이외에 특정 유전자의 결함에 의해서도 당뇨병이 생길 수 있으며, 췌장 수술, 감염, 약제에 의해서도 생길 수 있다."라고 적고 있다.

한마디로 제2형 당뇨병의 정확한 원인은 아직도 밝혀지지 않았다는 이야기다. 그런 탓에 당뇨병을 제어하기 위한 근본적인 대책을 세우지 못하고 있는 것은 아닐까 싶다. 안타깝게도 위 국제당뇨병연맹의 2020년 슬로건이 그를 반증하고 있다.

우리는 단순히 혈당량이 높은 것을 당뇨로 알고 있고, 약이나 인슐린주사로 살아갈 수 있다고 치부하고 있지만, 그 합병증은 치명적인 것으로 알려져 있다. 그 메커니즘을 보면, 당뇨 합병증은 혈당이 높은 경우에 발생하는데 우리 몸에서 가장 미세한 혈관을 가진 눈, 신장, 신경 등에 먼저 혈관 손상이 발생하여, 실명 원인 1위인 당뇨망막병증이 발병하거나 협심증, 심근경색, 뇌졸중 등 치명적인 질환이 발생할 수 있다는 점이다.

김화자 씨(여, 57세, 가명)는 지난 2017년 건강검진에서 공복시 혈당이 238에 달했고, 당화혈색소는 무려 14.6에 달했다. 그러다 눈이 잘 안 보여 병원을 찾았더니, 위 당뇨의 합병증으로 나타난 망막박리증이라는 진단을 받았다. 당시 내분비내과 쪽에서는 수술을 반대하였으나, 웬일인지 안과 쪽에서 수술을 강행하는 일이 벌어졌다.

그러면서 병원에서는 당뇨약을 끊고, 김화자 씨가 인슐린주사를 직접 투약하도록 조치하였다. 그런데 문제는 당시 병원에서 인슐린주사 투약 방법을 충분히 가르쳐 주지 않아, 주입 시 1에서 10까지 세는 동안 주사액을 주입해야 하는데, 그냥 주사기를 찔렀다가 금방 빼 버리는 잘못된 주사가 이루어졌다는 것이다. 결국 약도 끊고, 인슐린주사도 제대로 시행되지 못하는 상황이 벌어졌다.

그로부터 약 1주일 후, 김화자 씨는 집에서 정신을 잃고 쓰러졌다. 또 다른 당뇨병의 합병증인 뇌경색이 온 것이다. 뇌혈관이 손상되고, 그에 따라 뇌의 조직이 괴사하는 무서운 질병이다. 즉시 남편에게 발견되어 병원으로 옮겨져, 큰 위기는 모면했으나, 그로부터 김화자 씨는 오른쪽 손과 발의 일부가 마비되는 증상으로 고통스러운 나날을 보내고 있었다.

그러다가 유사한 반신마비 증세로 고생하다 맨발걷기로 치유된 조옥순 씨 내외를 만나 맨발걷기의 치유력을 들은 후 김화자 씨는 맨발걷기로 하루하루 치유의 과정을 밟는 중이다. 맨발로 걸은 지 3~4개월이 지나 많은 차도가 있는 상황에서도 그녀의 오른쪽 손가락들이 여전히 펴지지를 않는 모습을 보고, 저자가 접지 손목밴드를 하나 가져다주고 밤에는 그를 찬 접지 상태에서 숙면하도록 했다.

그 일주일쯤 후 만난 김화자 씨는 그동안 안 펴지던 손가락이 펴지기 시작하였다는 놀라운 사실을 전하며 기뻐했고, 얼굴도 갈수록 더 맑아지고 건강해지기 시작하는 모습을 보였다.

그러던 중 지난 2020년 10월 20일 병원의 검진에서 나타난 일부 항목의 결과는 참으로 놀라웠다. 체중은 2017년 75kg에서 50.5kg으로 빠졌고, 혈압도 수축기 혈압이 과거 2014년에는 159까지 올라간 적은 있지만 2017년 128로 정상화된 이후, 2020년 역시 115로 안정되어 있고, 콜레스테롤 수치도 총 콜레스테롤 수치가 2017년 185에서 124로, LDL(저밀도 콜레스테롤)은 2017년 106에서 32로, HDL(고밀도 콜레스테롤)은 2017년 67에서 97로 모두 호전되었다.

공복시 혈당도 무려 238에서 85로, 또 당화혈색소는 무려 14.6에서 7.5로 2가지 수치 모두 극적인 개선 현상을 보여주었다. 결국 김화자 씨는 주치의와 상의하여 이제는 인슐린주사도 중단하고, 약간의 당뇨약을 복용하는 수준으로 나아졌다. 아직 뇌경색으로 비롯된 반신마비가 완전히 치유되었다고 하기에는 이르지만, 당뇨병 관련 모든 수치가 극적인 개선을 보인 것은 다름 아닌 지난 3~4개월의 맨발걷기 때문이었음을 김화자 씨와 항상 옆을 지키는 그녀의 남편이 이구동성으로 말하며 사의를 표명하고 있다.

따라서 당뇨의 근원적 치유책으로 맨발걷기를 들어도 조금도 부족함이 없다고 생각한다. 이에 '세계 당뇨병의 날'을 맞아, 국제당뇨병 연맹과 관련 학계에 공개적으로 제안한다. 원인도 모른 채 급증하고 있는 전 세계 당뇨병 환우들의 근원적 치유책으로 맨발걷기와 접지에 대해 심각하게 고려해보고, 그를 실천하는 방안을 깊이 연구해야 한다.

아무런 위험과 비용도 들지 않는 오로지 맨발걷기와 접지로, 급증하는 당뇨병 환자 수를 획기적으로 줄여나갈 수 있으리라는 희망이 있기 때문이다.

3

천연의 활력 충전 및
항노화제

(1) 맨발걷기는 항노화와 젊음의 묘약

저자의 '맨발걷기 숲길 힐링스쿨'의 회원인 송혜란 씨(여, 65세)는 지난 20여 년의 임신중독증 후유증으로 몸과 정신이 다 망가진 처참한 모습에서 맨발걷기 2개월 만에 예쁘고 날렵한 모습으로 바뀌었다. 특히 2개월 전 나무 지팡이 2개에 의지하여 통통 부은 몸으로 겨우 대모산을 오르던 그 안쓰러운 모습에서(I그림 33I 참고) 2달여가 지난 후 완전히 계란형의 젊고 예쁜 얼굴 모습을 되찾았고 몸의 부기가 다 빠져 한결 날씬해진 아름다운 모습으로 변신하였다(I그림 34I 참고). 송혜란 씨는 우리 맨발걷기의 치유와 항노화antiaging의 위력을 놀라울 정도로 명징하게 보여주었다.

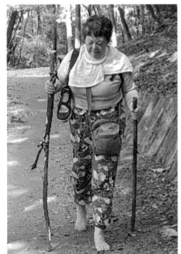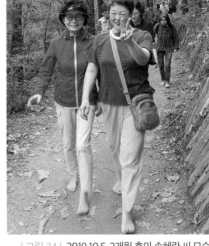

| 그림 33 | 2019.8.13.의 송혜란 씨 모습　　| 그림 34 | 2019.10.5. 2개월 후의 송혜란 씨 모습

　그리고 또 다른 회원인 박세실 씨(여, 79세)는 남편과 함께 고혈압 약을 수십 년간 복용해 왔는데, 맨발로 걷기 시작하면서부터 오랜 시간 장복해 왔던 고혈압약을 둘 다 끊었고, 또 둘 다 맨발걷기 2개월 만에 혈압이 정상으로 돌아왔다고 증언하였다(유튜브 동영상: 맨발걷기 치유사례 22-박세실 편 참고). 그 증언 동영상에서 박세실 씨의 현재 모습은 2달 전 여느 노인의 모습에서 4~50대의 건강한 중년 부인의 모습으로 바뀌었음을 뚜렷이 볼 수 있다.

　이에 박세실 씨의 2달 전 첫 맨발 산행에서의 여느 노인의 모습과 그 2달 후 건강한 중년 부인의 모습을 비교해 볼 수 있도록 그녀의 2개월 간격의 사진들을 올려 본다(|그림 35-36| 참고).

　황인수 씨(남, 72세)는 평소 다른 지병이 없는 건강한 몸이지만, 등

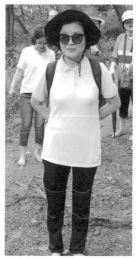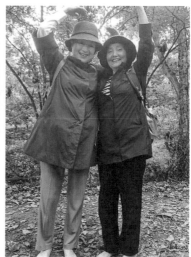

| 그림 35 | 2019.8.13. 박세실 씨 모습 | 그림 36 | 2019.10.12. 박세실 씨(왼쪽) 모습

산화를 신고 산에 갔다 오면 늘 피곤하였었다. 그런데 약 2~3년 전부터 친구의 소개로 맨발걷기를 한 이후에는 몸이 개운하고, 기분도 날아갈 듯 하며, 밤에 기절하듯 숙면을 취하여 젊은이 못지않은 건강과 젊은 아름다움을 유지하고 있다고 증언하였다. 이 역시, 맨발걷기의 항노화 및 젊음의 묘약을 상징하는 사례이다(유튜브 영상: 맨발걷기 치유사례 24-황인수 씨 편 참고).

그리고 맨발걷기 100일 차의 기적을 증언한 윤성준(남, 가명, 60대) 씨는 60대의 나이에도 불구하고 얼굴 피부가 3~40대의 우윳빛 외모로 바뀌었을 뿐만 아니라, 본인 자신도 그 소회를 한마디로 "주체할 수 없어요!"라고 말하였다. 젊음의 에너지와 기운이 샘솟듯 일어나고 있다는 증언이다.

또한 혈액암과 갑상선 기능저하증이 맨발걷기 3개월, 항암치료 총 6개월 만에 깨끗이 치유된 김영숙 씨(여, 가명, 62세)도 얼굴이 백옥같이 젊어지고 활기차졌음은 마찬가지이다. 또 무릎 관절염의 완치를 증언한 이용자 씨(여, 64세)도 마찬가지다. 특히 이용자 씨는 친구들이 만날 때마다 "너 피부과에 가서 얼굴에 뭐 했지?"라고 묻는다고도 하였다. 얼굴이 백옥같이 맑아진 김영숙 씨나 이용자 씨 모두 마찬가지이다.

위 모든 사실과 각 사람의 증언들이 바로 '맨발걷기로 노화의 진전이 중단되고, 오히려 얼굴 등에 혈액순환이 왕성해지면서, 젊어진 것'임을 증명한다. 바로 맨발걷기가 항노화와 아름다운 젊음 rejuvenation의 묘약임을 보여주는 산 증표들이다.

미국의 접지론Grounding 또는 Earthing 관련 학자들은 "접지는 생명의 기본 에너지를 생성시키는, 마치 차의 휘발유의 역할을 하는 ATP(아데노신삼인산)의 생성을 촉진함으로써 사람을 건강하게 만들어준다."라고 밝히고 있다. 즉 "ATP를 재생하기 위해 우리의 몸은 지방산으로부터 자유전자를 빼앗아오는데, 우리가 맨발로 접지할 때 우리의 몸이 동 음전하를 띤 자유전자를 흡수해 제공함으로써, 우리의 몸이 좀 더 쉽게 ATP를 재생하게 도와준다."라고 설명하고 있다. "좀 더 실증적인 연구가 필요하기는 하지만, 결국 접지는 우리 몸의 ATP의 생성을 촉진함으로써 심장과 면역체계의 기능을 향상하고, 궁극적으로 노화의 진행을 늦추는 기능을 하게 된다."라는 이론이다.

생물학자들 역시 위 ATP(아데노신삼인산)을 대부분의 세포 활동과 근육 활동의 주 에너지 원임은 물론 DNA 합성의 원천이라고 한다. 생명체는 ATP를 마치 에너지를 저장하고 필요할 때 사용하는 배터리처럼 사용하기 때문이다. 실제, 우리는 에너지원으로 ATP 대사를 하고 그를 다시 원상태로 돌린 후 다시 리사이클(재생)한다.

그런데 나이가 들어가면서 피부의 ATP 수준이 자꾸 떨어지고, 그 결과 에너지가 줄어들면서 수분이 줄어들고, 결국 피부가 노화한다는 것이다. 최근에는 영국 뉴캐슬대학의 과학자들이 나이가 들어가면서 특히 피부의 미토콘드리아(진핵세포 속에 들어있는 소시지 모양의 알갱이로 세포의 발전소와 같은 역할을 하는 작은 기관)가 줄어든다는 사실을 발견한 바도 있다.

결국 맨발걷기를 통해 땅속의 자유전자들이 몸속으로 들어와 지방산에 음전하를 띤 자유전자들을 제공함으로써 생명의 기본 에너지원인 ATP의 생성을 촉진할 뿐만 아니라 동시에 피부의 ATP 수준 및 미토콘드리아를 늘려 피부가 재생되는 것을 도와준다는 결론에 이르게 된다.

따라서 동 이론들이 위와 같은 회원들 사례에서 '맨발걷기를 통한 노화 진전의 중단과 혈액순환의 왕성화에 따른 젊어짐'을 뒷받침해 주고 있다 하겠다. 실제 위 여러 회원의 불과 수개월만의 항노화와 놀랄 정도로의 한층 젊어진 모습들은 맨발로 걷는 독자 여러분들 모두에게도 각각 해당한다는 사실을 명심하고, 매일매일 숲길을 맨발로 걸으면서 '항노화와 젊음의 묘약'을 마음껏 즐기고, 더욱더 건강하고 행복한 삶을 만들고 영위해 나가시길 바란다.

(2) 칠순의 몸도 싱싱하게, 폐경 된 생리도 재개케 하는 오묘한 생명현상

칠순의 한 여성 회원이 몇 개월의 맨발걷기 후 "전반적으로는(맨발로 걷기 시작한 이후) 알레르기가 없어지고, 감기 치레도 하지 않았고, 피로가 줄어드는 등 몸이 일단 싱싱해졌어요."라고 써서 올렸다. 맨발걷기의 치유력이 놀랍지 않은가? 신발을 벗고 단순히 맨발로 숲길을 걸었더니 몸이 싱싱해지고 피로를 모르고 또 몸의 알레르기 등 트러블이 없어진다고 하니… 이런 치유 현상은 왜 생기는 것일까?

돌이켜 생각해 보자. 이 지구 위에 사는 모든 동식물은 다 지구에 뿌리를 내리거나 발을 대고 살고 있다. 그중에서도 식물들은 땅속에 깊숙이 뿌리를 내리고 땅속으로부터 물과 자양분들을 끌어 올려 스스로 살아가는 힘을 얻고 있고, 모든 동물 역시 맨발로 땅에 접지하면서 땅속으로부터 땅의 기운과 에너지를 받아들이며 살아가고 있다.

사람도 마찬가지다. 마치 식물들이 땅속에서 물이라는 자양분을 공급받아 살고 있듯이, 사람을 포함한 모든 동물은 땅속에서 몸의 생리적 활동에 필수 불가결한 요소인 자유전자free electrons들을 끌어 올려, 살아가는 데 필요한 에너지를 생성시키고 최적의 생리적 조건을 만들어가는 것이다.

저자가 늘 강조하듯이, 일반 동물이나 우리 사람들 역시 마찬가지로 코를 통해 산소를 마시며 발을 땅에 대고 접지하면서 살아가게 되어 있다. 공기 속의 산소를 받아들여 그 산소를 이용하여 살아가는 에너지를 만들고, 그 산소를 이용하고 난 다음 남는 배기가스와 같은 활성산소를 접지된 땅속으로 배출하며 살아간다. 땅과 접지하고 있는 동안 땅속의 음(-)전하를 띤 자유전자를 받아들여 동 활성산소를 중화시키고 소멸시키는 것이다.

실제 동물들은 항상 땅과 접지하고 살고 있어서 자유전자가 계속 동물의 몸속으로 올라와, 활성산소들이 지속해서 소멸하고 중화되어 동물들의 생리적인 활동에 아무런 문제가 없다. 즉 생성된 독소가 접지로 즉각 배출되어 아무런 문제 없이 그렇게 살아가고 있다. 그런데 우리 사람들은 어떤가? 부도체인 고무 밑창의 신발을 신고 살기 때문에 땅과의 접지가 차단된 상태에서 살아가고 있을 뿐만 아니라 우리가 걷는 거리 대부분이 부도체인 아스팔트나 시멘트로 포장되어 있어, 역시 접지가 차단된 상태로 걷고 있다. 그리고 현대의 우리는 대부분 고층 건물에서 일하고 고층 아파트에서 살아가고 있다. 2중, 3중으로 철저하게 맨땅과의 접지가 차단되어 사는 것이다.

그 결과 우리 현대인들은 지속해서 생성되는 활성산소를 다 배출시키지 못하고 그것이 원인이 되어 발생하는 과거에는 없던 암이나 심혈관질환, 치매, 알츠하이머 등 치명적인 현대 문명병의 고통과 위험 속에서 살아가고 있다(사실 접지가 차단된 채 집 안에서 살아가는 애완동물들 역시 다르지 않다. 집안에서 키우는 개나 고양이가 그러하고, 닭장에서 땅을 밟지 못하고 키워지는 닭들이 그러하다).

거기에다 또 어떤가? 접지의 차단으로 땅으로부터 자유전자를 못 받아들여서 우리 혈액 속의 적혈구들의 표면전하(제타전위)가 낮아지고, 따라서 혈액의 점성이 높아지고 끈적끈적해지게 된다. 소위 말하는 혈액의 세포들이 들러붙는 클럼핑^{clumping} 현상이 생기는 것이다.

그 결과 혈전이 형성되고, 그 혈전이 심장을 돌다가 심장 혈관을 막으면 심장마비나 심근경색 등 급성 심정지로 소리 없이 사망하는 치명적인 위험에 직면하게 되고, 뇌혈관을 막으면 뇌졸중으로 나타나는 것이다. 물론 우리 몸의 접지가 차단되면서 전기 신호체계에 의해 움직이는 심장 박동 상황이 순간적인 전기적 오작동을 일으키게 되면 부정맥 현상으로 한순간에 생명을 잃는 현상까지 발생하는 것이다.

또, 그 자유전자의 또 다른 중요한 역할은 바로 몸의 에너지대사의 핵심 물질인 ATP를 생성시키는 데 필수 불가결의 요소라는 것이다. 평소 우리는 싱싱한 야채나 과일을 먹을 때 그런 자유전자를 얻게 되지만, 그것은 매우 제한된 양이다. 반면, 맨발로 걷는 동안 땅속에 무궁무진하게 존재하는 자유전자들이 몸안으로 들어와 ATP를 왕성하게 생성하고 따라서 몸의 에너지가 활기차지고 생기 넘치게 되는 것이다. 맨발로 걷고 난 후에는 몸이 피곤해지지 않아, 귀가 후 바로 빨래하고 김치를 담글 수 있다는 여성들의 이야기가 바로 그러한 현상을 이른다.

칠순의 여성 회원의 몸이 싱싱해졌다 함도 바로 위와 같은 땅속에서 올라온 자유전자의 경이로운 생리적 효과이다. 마치 비 온 뒤 풀과 나무들이 싱싱하게 살아나는 것과 하등 다를 바 없는 생명의 이

치다.

얼마 전 폐경 된 한 여성이 2달 정도를 맨발로 걸었더니, 생리가 재개되었다는 놀라운 소식을 전해준 적이 있다. 바로 위와 같이 몸이 싱싱해지고 생명 활동이 활발해지는 생리적 현상의 또 다른 한 예이다. 그러한 현상은 남자들도 마찬가지다. 거친 숲길을 맨발로 걷고 나면 잠잠하던 남성도 힘차게 솟구치게 되니까 말이다.

그것이 바로 조물주가 설계해 놓은 인간 생명의 작동 메커니즘이다. 태초에 인간은 종일 맨발로 걷고 뛰며 사냥하고 채집하고 난 후 몸이 피곤해지지 않도록, 즉 위와 같은 ATP의 생성 등 에너지의 충만으로 몸이 더 싱싱해진 상태에서 종족 보존을 위한 건강한 생식 활동을 예비하도록 만들어진 것이다. 여기에 칠순의 몸도 싱싱하게 만들고, 폐경 된 여성의 생리까지 재개하게 만드는 맨발걷기의 놀라운 생명현상 또는 인간 삶의 오묘함이 내재하고 있다.

(3) 중년, 노년의 사람들을 동안童顔으로 바꾸는 마법

한 회원이 지난 1주일간의 맨발걷기 효과를 실감 나게 말해주었다. "1주일 정도 맨발걷기를 했는데, 전에는 아침에 일어나면 얼굴과 손이 부석부석 부어서 오후가 되어야 정상으로 돌아왔고, 갱년기로 깊은 잠을 못 이룰 때가 많았는데, 기적처럼 1주일 만에 부기도 없어지고 깊이 잘 수 있었습니다." 그리고 "각 가정에도 흙 침대, 흙 침구류를 수백만 원을 주고 사서 사용하지만, 맨발걷기의 접지효과는 그보다 열 배, 백 배의 효과를 내지 않을까요? 생각해 보면 맨발걷기는 엄청나게 돈을 벌면서 건강까지 보너스로 받는 멋진 운동입니다."라고 써 주었다.

그렇다. 맨발걷기의 치유 효과를 1주일이라는 짧은 시간이지만 잘 밝혀주었고, 그것은 바로 맨발걷기에 따른 지압효과 및 접지효과가 작동한 그런 결과이고, 그에 따라서 몸의 생리적인 변화가 긍정적으로 시작된 것이다. 그것은 돈으로 환산할 수 없는 중요한 삶과 생명의 변화이다. 동 회원뿐만 아니라 우리 맨발로 걷는 모든 사람에게 맨발로 걸음으로써 일어나는 생리적인 긍정적 변화를 정확하게 표현해준 것이다.

그래서 항상 저자는 말한다. 저자의 '맨발걷기 숲길 힐링스쿨'에 나와서 맨발로 걷는 여성분들은 얼굴이 깨끗하게 변하고 모두 미인들로 변한다고. 그것이 바로 맨발걷기에 따른 생리적인 변화의 자연스러운 결과이다. 지난 2019년 5월 25일 축제 때 모처럼 만난 70대의 한 여성 회원도 40대 정도의 동안으로 보였고, 또 지난 겨울 동안 보지 못한 한 회원의 얼굴 역시 빛이 날 정도로 깨끗하고 또 젊어졌음을 확인하게 되었다.

실제 회원 김태숙 씨(여, 63세)도 지난 약 한 달간을 매일 맨발로 걷고 있다. 그리고 그 얼굴은 빛나고 투명한 젊음을 보여주고 있었다. 오랜만에 본 다른 여성 회원도 얼굴에 빛이 났다. 바로 맨발의 위력들이다. 그런데 외모의 변화가 여성분들에게만 해당하는 것이 아니다. 최근 우리 남성 회원 중에도 두 사람의 동안이 탄생하였다.

그 첫째는 한 금융회사의 임원인 권마산 씨(남, 51세)다. 저자의 강연회에 참석한 그의 장인어른 덕분에 그가 결혼한 중년의 신사임을 깨달았다는 한 여성 회원의 놀란 평가를 들을 정도다. 그랬더니 그의 답변 역시 걸작이다. "저, 미소년 맞습니다." 실제 요즘 그의 얼굴은 홍조를 띤 미소년의 얼굴 그대로다. 매일 새벽 우면산을 맨발로 약 1시간 30분 정도 걷는 맨발의 정확한 위력을 그가 자신의 얼굴로 실증해 보여주고 있다.

그 두 번째 중년의 신사가 또 있다. 매일 새벽에 대모산 아침 등산을 시작한 지 약 1달 정도 되었다. 그런데 얼마 전부터 60대에 갓 들어선 그의 얼굴이 뽀얗게 피어나고 있다. 어느 누가 보아도 동안의 경지로 나아가고 있다. 주변에서도 다들 놀라고 있다.

독자 여러분도 매일 주변의 산이나 숲길을 하루 2시간 정도 맨발로 꾸준히 걸으시면, 맨발의 위력은 여러분 자신의 역사로 돌아올 것이다. 모두 '질병 없는 건강 세상의 주인'이 될 것이고, 모두 예외 없이 동안으로 변모하는 마법의 주인공이 될 것이다.

맨발걷기가 주는 이타행의 정신, 우분투Ubuntu의 정신과 함께 긍정의 삶, 감사의 삶, 행복의 삶의 태도 역시 여러분들의 얼굴을 그렇게 밝고 환하게 변화시키고 승화시켜 나아갈 것이기 때문이다.

(4) 맨발걷기는 성장기 어린이들을 건강한 성인으로 성장케 한다

어느 날 외출하는데, 집 앞 초등학교 운동장에 전교생 아이들 전체가 활기차게 뛰어노는 모습이 보였다. 그리고 조금 지나니 어린이 놀이터에 그 옆 유치원의 병아리 같은 원아들이 노란색 조끼들을 차

려입고 놀이터 모래밭에서 옹기종기 뛰어놀고 있었다. 두 장면 다 얼마나 보기가 좋던지 모르겠다.

그런데 문제는 초등학교 학생들이나 유치원 아이들이나 그 좋은 흙길의 운동장이나 놀이터에서 모두 고무 밑창을 댄 운동화들을 신고 뛰어놀고 있는 것이었다. 어느 한 어린이도 맨발로 뛰어노는 학생이나 어린이가 없었다. 그것이 우리의 현실이다. 아무도 맨발걷기의 이 경이로운 치유와 힐링의 효과를 가르쳐 주지 않고 있는 것이다. 맨발로 걷는 것이 좋다는 사실을 선생님 중 일부는 들어서 알고 있을 것이다. 그러나 혹시 아이들이 발을 다치지 않을까, 아이들 위험하다고 항의하는 부모들이 있을 수 있지 않을까 하고 두려워할 수도 있겠다.

2014년 일본의 한 유치원인 토리야마 슈퍼보육원에서 아이들을 종일 맨발로 생활하고, 맨발로 뛰놀게 하였더니 천식이나 아토피피부염은 물론 뇌성마비 아이까지 건강하게 만들어내는 기적을 보였다고 보도한 적이 있었다. 토리야마 슈퍼보육원을 다녔던 아이들은 암기력이나 뇌의 성장 속도가 다른 어린이들에 비해 월등하게 높아졌고, 그곳 유치원을 졸업하는 아이들은 3세부터 7세에 졸업할 때까지 평균 2~3천 권의 책을 읽는다고 하였다. 집중력이 일반 아이들보다 훨씬 높아진다는 증거라는 보도였다(유튜브 동영상: 아이를 천재로 만드는 일본 토리야마 슈퍼보육원 편 참고).

몇 해 전 대구의 관천초등학교에서도 유사한 결과가 보도된 적이 있었다. 맨발로 운동장 흙길을 매일 40분을 걷게 하였더니, 아이들은 저마다 "공부가 더 잘 된다." 하였고 "화가 덜 나고, 인사도 더 잘 해요."라고 이야기들 하였다. 학생들 스스로 등교 시간 앞당기고, 수업할 때는 집중력까지 높아져, 시행 두 달 만에 마법 같은 변화가 일어났다고 모두 놀라워하였다. 한 학부모는 "아이가 흉곽 기형이 있어 숨쉬기가 불편해 학교생활에 의기소침해 했다. 그러다 흙길을 매일 맨발로 걸으면서 증상이 한결 나아지고 표정이 무척 밝아졌다."라고 했고, 그 학교 이금녀 교장은 "흙길 맨발걷기는 학생들의 건강과 두뇌 활성화, 학생들 속에 잠재해 있는 바른 인성을 일깨우는 모두를 살리는 참된 삶을 위한 교육."이라면서 "지금도 조금씩 효과가 나고 있지만, 꾸준히 실천하면 반드시 작은 기적이 일어날 것이라고 확신한다."라고 했다.

위 사례들 모두 성장기의 어린이들에 대한 맨발걷기의 효력을 뚜렷이 입증해 준 좋은 사례들이었다. 저자가 과거 폴란드 은행을 경영하고 있을 때, 한 임원의 아이가 태어난 후 목을 가누지 못하고 꺾이곤 하는 그런 현상이 있었다. 그때 폴란드 어린이 병원에서의 처치 방법은 매일 한두 시간씩 그 갓난아이의 발과 다리, 몸 전체를 마사지하는 것이었다. 한마디로 발 마사지를 포함한 근골격계 전체의 마사지였다. 그랬더니 그 몇 개월 후 목이 바로 서게 되었을 뿐만 아니라, 그 후 그 위의 언니보다 훨씬 더 강건한 아이로 성장하는 모습을 보였다. 결국 갓난아이에 대한 발 마사지 등이 어린이의 정상적인 발육은 물론 근골격계 전체의 건강한 형성에 지대한 영향을 미치고 있음을 눈으로 직접 확인할 수 있었다.

이제까지 저자가 항상 강조해 왔듯이, 우리가 숲길을 맨발로 걷는 것은 바로 지압효과와 접지효과 때문이다. 그러한 효과들 때문에 그간 '맨발걷기 시민운동본부'의 여러 회원의 수많은 질병에 대한 치유의 증언들이 나왔다.

결국 위 폴란드 병원에서의 갓난아이에 대한 집중적인 발 마사지로 목이 젖혀졌던 아이의 목이 바로 서 건강한 아이로 자라게 한 사례나, 위 일본 토리야마 슈퍼보육원 아이들의 맨발 교육에 따른 건강함과 두뇌의 집중력 증진 등 놀라운 현상들은 물론 대구 관천초등학교 어린이들의 하루 맨발걷기 40분의 마법 같은 변화 등도 똑같은 맨발걷기의 지압효과와 접지효과의 놀라운 결과일 뿐이다.

따라서 우리는 맨발로 걷는 이 즐거움과 기쁨을 어떻게 하든 주변의 사람들은 물론 어린이들이나 유아원, 초등학교, 중학교, 고등학교 학생들까지 확산시켜야 한다는 당위에 달하게 된다. 그렇게 맨발로 걷고 뛰어놀게 하면 아이들이 감기에 면역력이 생기게 하고, 아토피 피부병 등 몸안의 독소로부터 비롯되는 모든 질병들로부터 자유로워지는 첩경이 되기 때문이다.

(5) 잠깐이라도 주변 땅과의 접지는 활력 충전의 원천이 된다

매일매일 바삐 살아가는 우리들의 삶에서는 끊임없이 배기가스와 같은 활성산소가 생성된다. 활성산소가 그때그때 몸 밖으로 배출되지 않으면 그것은 마치 독소처럼 성한 세포를 공격하게 되고, 급기야 세포의 돌연변이를 일으켜 암 발병의 원인을 제공한다.

또한 종일 돌아다니다 보면 혈액이 끈적끈적해지고, 혈액이 제대로 순환하지 못하면서 여러 가지 혈류 장애 현상이 생기게 된다. 그것은 심할 경우 심장마비나 급성 심정지, 뇌졸중 등 심혈관, 뇌질환을 야기하고, 거기에다가 우리 몸의 에너지대사의 핵심 물질인 ATP의 생성이 제대로 이루어지지 않아 몸이 하루 종일 찌뿌둥하거나 노곤하고 피곤해지는 것이다. 그에 따라 우리 몸의 면역체계를 약화시켜서 몸의 어느 곳에서든 수시로 고장이 생기는 원인이 되기도 한다.

그래서 저자는 독자 여러분께 기회가 되는 한 수시로 땅과의 접지를 권해 드리고 있다. 마치 1일 3식─日三食처럼 하루에 3회 정도 정기적으로 땅과의 접지를 권해드린다. 더 나아가 3회가 아닌 다다익선多多益善이라고 말씀드린다. 아무리 맨발로 많이 걸어도 지나치지 않다는 것이고, 우리의 맨발걷기가 바로 그 다다익선에 해당한다.

사실 온종일 맨발로 사는 것이 가장 이상적인 삶의 방식이라고도 할 수 있다. 그것이 바로 옛날 우리 인류의 조상인 아담과 이브가 살았던 에덴동산의 삶의 모습이다.

한 회원은 "며칠 맨발걷기를 못하다 다시 시작하니 그 효능을 확연히 느끼게 됩니다. 며칠이라도 못하면 바로 몸 상태가 달라짐을 느낍니다."고 썼다. 제가 듣기로 동 회원은 노모의 병구완 때문에 병원을 드나들면서 맨발로 걸을 수 있는 시간을 내기가 쉽지 않았다고 한다. 그러다 보니 며칠간 맨발로 못 걷게 되었고, 그 여파를 절실히 느끼고 있는 듯하다.

한편 또 다른 한 회원은 바쁜 일정을 수행하다가 잠시 손님과의 약속시간이 한 20분 정도 남아 그 틈을 이용하여, 도로 옆 화단에 잠깐 신발 한 짝을 벗어놓고 접지했는데 머리가 맑아지는 것 같다는 경험담을 올려주었다.

이러한 사실들은 바로 우리가 수시로 땅과 접지를 해야 한다는 당위와 그 효용을 웅변하는 것이다. 우리 몸속에 끊임없이 생성되는 독소들을 배출하고, 혈액을 묽게 해주고, 에너지대사의 핵심물질인 ATP를 생성시키는 길은 바로 땅속의 자유전자를 몸안으로 받아들여야 가능해지고, 그래서 땅과의 수시 접지가 필요하다.

얼마 전 서울무역전시장SETEC에서의 비건페스타에서 저자는 3일간 6회에 걸친 맨발걷기에 관한 강연을 소화해야 했다. 첫날은 하루 종일 시멘트 바닥 위에서 신발을 신고 시간을 보냈더니, 정말 몸이 피곤해졌다. 몸안의 독소가 빠져나가지 못하고, 혈액도 당연히 끈적끈적해졌을 것이다. 그리고 ATP 생성도 제대로 안 되었기 때문에 몸의 피로도가 커졌던 것이었다.

그래서 저자는 그다음 날 아예 강연석 아래 시멘트 바닥에 동망 접지패드를 하나 깔아놓고 접지선과 연결한 후 그 위에 맨발로 서서 강의했다. 그랬더니 일체의 피로감 없이 둘째 날과 셋째 날 강의들을 별 어려움 없이 다 소화해 낼 수 있었다.

또 그 기간 낮에 잠시 사무실을 다녀와야 하는 상황이 생겨 밖으로 나와 차를 몰고 사무실을 다녀와 주차한 순간, 바로 눈앞에 비에 흥건히 젖은 싱싱한 잔디밭 화단이 눈에 들어왔다. 그 순간 잠시라도 접지를 해야겠다는 생각으로, 비록 시간이 충분치 않았지만, 당장 우산을 받쳐 들고, 신발을 벗고, 빗물에 흥건히 젖은 잔디밭으로 맨발로 올라섰다. 그 순간 청량한 잔디밭의 기운과 땅속에서 맨발을 타고 오르는 생명의 자유전자들이 저자의 몸속으로 마구 솟구쳐 오르는 것이었다.

그렇게 약 5분 동안의 잠깐 접지를 통해서 직전 몇 시간 동안의 피로를 순식간에 다 날려 버렸다. 순간의 접지 충전을 통해서 저자는 그만큼 더 활기찬 시간을 가질 수 있었던 것이다.

전술한 미국 하와이의 쥬쥬베클리닉의 한 의사가 올린 유튜브 영상은 잠깐 10분간의 맨발걷기를 통해 우리의 혈액이 얼마나 묽어지고, 혈류의 속도가 빨라지는지를 뚜렷이 보여주었다(I그림 7I 참고). 동동영상에서 의사가 환자의 혈액을 뽑아 현미경으로 비추자 적혈구들이 서로 간에 들러붙어 끈적끈적한 상태였으나 그 환자를 밖에 나가 맨발로 땅을 약 10분 정도 걷게 한 후에 그 환자의 혈액을 다시 뽑아서 똑같은 검사를 했더니, 적혈구들이 놀랄 정도로 깨끗하게 포도알처럼 묽어진 상태를 보여주었다.

지난 2013년도에 심장의학자 스티븐 시나트라 박사 등이 10명의 피실험자들을 접지 전 혈액과 접지 2시간 후의 혈액을 각각 암시야 현미경으로 관찰하였더니, 적혈구의 제타전위가 평균 2.7배 올라갔다는 연구 결과를 발표한 적이 있었음을 수차례 인용해드린 적이 있었는데, 위 하와이 의사는 단지 10분의 맨발걷기로 엉켜 있던 적혈구들이 깨끗하게 정렬되었음을 보여주었다.

결국 10분 동안의 맨발걷기로 혈액이 2시간의 접지와 거의 동일하게 혈액이 묽어지고 맑아졌다는 것이고, 그만큼 혈액의 혈류 속도도 빨라졌다는 사실을 보여준 것이다. 이러한 사실은 바로 10분이나 20분의 잠시의 맨발 접지 충전이 우리의 혈액을 충분히 맑고 묽게 해준다는 증거이다.

따라서 이번 기회에 독자 여러분들께서도 수시로 집 근처 또는 일터의 사무실 근처에 조그만 공간의 땅이라도 보아 두셨다가, 바람 쐬러 나오셔서 10분씩 또는 20분씩 잠시 급속 접지 충전을 해 보시라. 그렇게만 할 수 있다면, 독자 여러분들의 일상이 훨씬 더 개운하고 활기가 넘치는 그런 삶으로, 또 그런 직장생활로 개선될 것이고, 그것은 바로 여러분들의 삶을 성공으로 이끌어 나가는 근간이자 추동력이 될 것이다.

④
천연의
신경안정제

(1) 맨발걷기와 접지는 천연의 신경안정제

얼마 전 저자의 집 와이파이 회선에 문제가 생겨 컴퓨터를 못 쓰게 되면서 저자에게 일시적으로 큰 재앙이 생긴 적이 있다. 컴퓨터가 작동이 안 되어, 핸드폰으로 직전 토요일의 온라인 방송과 맨발산행 후기를 써서 올리는 과정에 1시간 동안 심혈을 기울여 쓴 편지 전체가 아예 다 사라져버려, 밤 11시가 되어 다시 썼지만, 밤 12시경 그 원고 역시 또 날아가 버렸다. 그렇게 안달하다가 밤 12시가 넘어 일단 잠을 자고, 새벽 4시에 다시 일어나서 동 글을 다시 쓰기 시작했다. 그렇게 몇 번을 반복하다 분노가 폭발하기 직전의 상태가 되어버렸다. 그런데 새벽 6시쯤 다시 자리에 누워 1시간쯤 잠시 자고 일어나, 이번에는 아파트 정원으로 나아가 맨발로 서니, 밝은 햇살의 따사로움과 땅속에서 맨발을 타고 오르는 무궁무진한 자유전자로 저자 자신의 몸과 정신이 한없이 맑아지고 청신해졌다.

그런데 만약 맨발과 접지의 치유의 메커니즘을 모르는 사람들의 경우, 스트레스로 가득한 상황들이 쌓이면 어떻게 되겠는가. 신경이 곤두설 뿐만 아니라 그러한 상황이 완화되거나 해소되지 않을 경우에는 신체적, 정신적 각종 문제로 나타나게 된다. 전반적인 면역력까지 떨어져 정신적, 육체적 공히 위기의 상황으로 치닫게 된다.

최근 정신적 고통을 잊기 위해 잘못된 방법으로 약물 등에 손을 대는 유명인들의 이야기가 뉴스를 통해 자주 보인다. 그러나 현실의 어려움은 누구에게나 있을 수 있고, 수많은 스트레스와 번민 속에서 각자 벗어나기 위해 그야말로 처절한 노력을 기울이고 있다. 스트레스와 고뇌의 해소가 안 될 경우, 결과적으로 찾는 것이 결국 병원에서 처방하는 신경안정제 등의 약물이다. 그 약물의 힘을 통해 잠을 청하며 일시적인 안정을 얻고자 하게 되는 것이다.

그러나 그것은 근원적인 해법이 될 수 없다. 약효가 떨어지면 이번에는 더 많은 약의 처방이 있어야 그 불안을 잠재울 수 있고, 또 그 다음에는 더 많은 고단위 약을 요구하게 되고, 결국은 그렇게 해서 우리가 종종 보는 약물중독의 상태로 빠져 들어가게 되는 경우가 허다하기 때문이다.

미국 의사들의 접지 실험 결과의 논문으로 이미 밝혀졌듯이, 접지를 하면 스트레스 호르몬 코르티솔의 분비가 자연스럽게 안정되면서, 통제 불능으로 치닫던 불안과 초조, 과민 현상들이 해소됨과 동시에 편안함과 정신적인 안정을 얻을 수 있다.

항상 이야기하지만, 숲길을 맨발로 걸으면 감사하고 긍정하는 적극적인 마음으로 충만하게 되고, 더 나아가 세상을 향한 자신만만한 신념과 확신을 갖는 그런 사람으로 바뀌어 간다. 스트레스와 슬픔에 잠긴 사람들이 맨발로 걷고 또 접지한다면, 지난날의 정신적인 황폐함과 통제불능 상태에서 벗어나, 마치 중환자에게 산소호흡기를 단 것처럼, 또한 사막의 오아시스의 맑은 샘물처럼 솟아오르는 새로운 자신감에 충만한 그런 삶을 살 수 있게 될 것이다.

그런 점에서 '맨발걷기 시민운동본부'의 유사한 상황에서의 대표적인 성공 사례는 신경숙 씨(여, 72세, 가명)의 경우라 말씀드릴 수 있다. 저자의 집 부근에 살면서 거의 매일 저자와 숲길에서 만났던 그녀는 단순한 소화불량의 위장장애 환자였다. 그런데 안타깝게도 일반 약물들로 위장병이 나아지지 않자, 급기야는 동네 한 의원에서 신경정신과 약물을 처방하였고, 그 결과 여러 해가 지나면서 그러한 약물 처방이 없으면 또는 약물을 복용하지 않으면 불안해서 살 수 없는 상황이 되었다.

그래서 저자가 그녀를 만날 때마다, "지금 약물을 끊지 않으면 영원히 약물의 노예가 되는 상태에서 불행하게 살아가게 될 것입니다. 만약 그렇게 되고 싶지 않으시면 지금 당장 약물을 끊으세요. 그리고 그 약물을 끊음으로써 찾아오는 당장의 불안과 금단 증세를 느끼실 때는 무조건 밖에 흙길로 나가서서 두 손, 두 발로 땅을 기어 다니시라."고 까지 외쳤다. "흙이, 어머니 대지가 나를 살린다." 그렇게 외치면서 확신을 가지고 맨발에 매달리도록 당부드리고, 격려를 아끼지 않았다. 그렇게 맨발로 걷고 맨발로 뛰면서 새로운 불안이 찾아올 때면, 가슴을 치면서라도 '흙이 나를 살린다'고 믿고 매달리도록 격려하고 응원한 것이다.

그렇게 힘든 사투와 같은 투병의 나날을 보낸 지 몇 달이 지나고, 마침내 그녀는 얼마 전부터 "회장님 덕분에 살아났다."고 인사를 하기 시작했다. 그리고 어느 날 그 치유의 기쁨, 그 환희를 성주풀이의 구성진 창으로 불러주었다.

그 직후 그녀는 청계산 아래로 이사했다. 그리고 매일 청계산을 맨발로 걸으면서 그 지옥 같던 불안으로부터 완전히 벗어난 치유의 기쁨과 환희를 전화로 전해주곤 하였다. 전화통을 통해 들려오는 그녀의 음성은 활기찬 목소리에다 새로운 생명의 힘을 얻어 쩌렁쩌렁하게까지 울렸다. 그리고 일체의 약을, 심지어는 마지막 한 알의 위장약까지 다 끊고 매일매일 행복하게 살고 있다며 수차 감사의 인사를 전하였다. 그리고 그녀의 남편까지 전화를 바꾸어, 덕분이라고 인사를 전하며, 지난 몇 주 동안 "집사람이 식욕도 왕성해지며, 몇 달간 빠졌던 몸무게도 4kg이나 늘고, 완전히 딴 사람처럼 건강해졌다."고 몇 번이고 감사의 인사를 전하였다.

위 신경숙 씨의 치유사례에서 저자는 다시 한번 확신한다. 아무리 불안하고 스트레스에 가득 찬 사람이라 하더라도, 맨발로 숲길을 걷고 접지하며, '흙이 생명을 살린다'는 확신을 갖고 실천해 나간다면, 그 어떠한 불안이나 우울, 초조, 과민 등의 증세도 그녀처럼 깨끗이 다 해소될 것이라는 사실을 말이다.

얼마 전 아침 일순간이었지만, 맨발로 걸으며 그 이전의 극적인 심리적 스트레스가 다 해소된 저자의 상태가 그러했고, 지난 몇달간의 사투와 같은 신경안정제 약물의 끊기로 마침내 찾아온 신경숙 씨의 치유의 기쁨과 환희, 행복의 외침이 그리하다.

맨발걷기와 접지는 정녕 천연의 신경안정제이다. 아무런 비용도 들지 않는다. 그리고 아무런 해도 없다. 그냥 신발만 벗고 어머니 대지에 맨발을 대는 순간 아수라 같은 이 현실의 불안함에서 에덴동산의 평화로움으로 여러분들을 안내하고 어머니의 품속처럼 따스하게 감싸드리게 될 것이다.

(2) 맨발걷기는 우울증, 불안, 초조, 과민 등으로부터의 출구

얼마 전 한 여배우가 평소 앓던 우울증이 커져 스스로 극단적인 선택을 하여 세상을 등진 데 이어, 또 다른 한 여배우도 세상을 등지는 일이 발생하였다. 한 달 만에 꽃다운 여배우 둘이 연이어 극단적인 선택을 하는 불상사가 생긴 것이다. 특단의 사회적 대책이 없으면, 그러한 비극이 앞으로 계속될 수도 있겠다는 예상도 충분히 가능한 지경에 이른 것이 아닌가 싶다.

사실 그 이전에도 유명 인사들은 물론 학생들, 젊은이들, 일반인들이 우울증 등으로부터 비롯된 극단적 선택을 하는 경우를 우리는 종종 보아 왔다. 얼마 전 유명 정치인이었고 저자의 고교 5년 후배

였던 한 정치인 역시 한때 우울증을 고백했었고, 그 역시도 극단적 선택을 한 비극의 주인공이 되었다. 그런데 그렇게 극단적이지는 않지만, 우리 자신들도 간혹 '내가 왜 이러지?' 하는 경우들이 있다. '혹시 나도 우울증인가?' 하는 걱정들 말이다.

현대의 삶이 우리를 정신없이 몰아가고, 또 어떠한 경우에는 말도 되지 않는 불의로운 세상사들이 우리를 고뇌와 스트레스의 늪에 빠뜨리는 경우도 다반사이기 때문이다. 각자 다른 삶의 여건에서 발생되는 수많은 스트레스 요인들… 그를 잘 극복하면 스트레스는 오히려 도전과 성장의 새로운 계기가 되기도 하지만, 그 반대의 경우는 좌절과 비탄 그리고 비극이라는 비싼 대가를 지불케 한다. 불면의 밤, 한없이 괴로워지는 우울증은 그렇게 잉태된다.

그룹 신화의 멤버인 가수 김동완은 위의 여배우를 추모하는 글을 올리며 "향정신성 의약품이 얼마나 간편하고 빠른 일인지, 얼마나 많은 부작용과 후유증을 갖고 있는지, 수많은 논문과 보고서가 말해 주고 있습니다. 본인이 원해서 혹은 빠른 해결을 위해 약물을 권유하는 일을 더 이상 방관해서는 안 됩니다."라고 강조한 바 있다. 그룹 원더걸스 출신 선예는 "지금 이 시간에도 똑같이 그 아픔을 견디고 있을 많은 분들… 특히 연예계 후배님들이 분명 있을 것이라는 생각에 너무나 미안한 마음뿐입니다. 해 줄 수 있는 일이 없지만… 그 아픔을 나눠줄 용기를 조금이라도 내준다면 언제든지 들어주고 싶은 마음입니다."라고 밝히면서, "향정신성 약물은 결코 비상구가 아닙니다. 선택이 없다고 생각하지 마시길 바랍니다. 우리에게 남겨진 이 슬픈 발자국을 기억하고 또 기억하겠습니다."라고 전했다.

그러나 그러한 고통에 시달리던 사람들은 또다시 근원적인 해결책을 찾지 못하고, 여전히 병원과 약물을 찾아가게 되고, 일부는 향정신성 약물에 중독되며 빠져나오기 힘든 절망의 더 큰 수렁으로 빠져드는 일 또한 우리가 주변에서 참으로 많이 봐 왔고 또 당장도 보고 있다.

사람들이 갖는 우울감의 근본 원인은 자기 자신에 대한 불만, 주변으로부터 인정을 못 받는다는 생각 또는 다른 사람들과의 비교를 통한 상대적 부족감이나 상실감 등에서 비롯되는 콤플렉스는 물론 SNS상 악플 등으로 초래되는 스트레스로부터 비롯된다.

그런데 스트레스와 관련한 우리 몸의 호르몬이 바로 코르티솔 cortisol이다. 두산백과는 코르티솔을 "급성 스트레스에 반응해 분비되는 물질로, 스트레스에 대항하는 신체에 필요한 에너지를 공급해 주는 역할을 한다. 코르티솔은 콩팥의 부신 피질에서 분비되는 스트레스 호르몬으로 외부의 스트레스와 같은 자극에 맞서 몸이 최대의 에너지를 만들어 낼 수 있도록 하는 과정에서 분비되어 혈압과 포도당 수치를 높이는 것과 같은 역할을 수행한다. … 그러나 문제는 스트레스를 지나치게 받거나, 만성 스트레스가 되면 코르티솔의 혈중 농도가 높아지고 그 결과 식욕이 증가하게 되어, 지방의 축적을 가져온다. 또한 혈압이 올라 고혈압의 위험이 증가하며, 근조직의 손상도 야기될 수 있다. 불안과 초조 상태가 이어질 수 있고 체중의 증가와 함께 만성피로, 만성두통, 불면증 등의 증상이 나타날 수 있다.

또한 면역 기능이 약화되어 감기와 같은 바이러스성 질환에 쉽게 노출될 우려도 있다."고 정의하고 있다.

스트레스가 커지면, 코르티솔 분비가 더 많아지거나 불안정해짐과 동시에 '불안과 초조 상태가 이어지고 체중의 증가와 함께 만성피로, 만성두통, 불면증 등의 증상'으로 이어지는 상황에 이른다는 설명이다. 그렇다면 코르티솔 분비를 정상화하고, 그 과다 분비를 막아내는 일이 바로 그 해결책이 될 것임을 누구나 미루어 짐작할 수 있다.

이와 관련하여 의학계는 심리적 또는 정신의학적인 상담으로 코르티솔 분비를 정상화하거나, 그 정도로 해결이 되지 않을 경우, 관련한 각종 향정신성 약물의 투여로 그를 잠정적으로 해결하는 처치를 하는 것으로 보여진다. 하지만 그러한 약물의 투여는 근원적인 코르티솔 분비의 정상화를 도모한다고 하기보다는 일시적으로 안정시키는 수단이지 않을까 싶다.

전술한 지난 2004년 10월 미국 대체의학지에 발표된 모리스 갈리Maurice Ghaly와 데일 테플리츠Dale Teplitz의 〈코르티솔과 주관적 숙면, 통증, 스트레스 수준으로 측정한 수면시 인체접지의 생물학적 효과 The biologic effects of grounding the human body during sleep as measured by cortisol levels and subjective reporting of sleep, pain, and stress〉라는 연구논문을 살펴보면, 스트레스를 받지 않는 개인의 경우, 정상적인 코르티솔 분비는 예측 가능한 모양을 띠는바, 통상 자정 즈음에서 제일 적게 분비되고, 아침 8시경 최고 수준의 분비를 보이며(아래 그래프 A), 접지 전 피실험

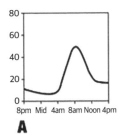
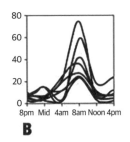
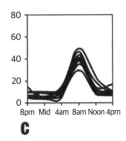

A **B** **C**

자 12명의 코르티솔 분비 모양은 여러 다양한 모양을 띠고 있는 반면(그래프 B), 8주간 접지 후의 코르티솔 분비 정도의 그래프를 보면 동 코르티솔 수준이 괄목할 만한 정도로 모든 피실험자들이 거의 동일하게 안정화되었음을 보여주었다고 발표하였다(그래프C).

그 후에 지난 2010년 접지 이론을 처음으로 발표한 미국의 전기 기술자 클린트 오버와 공학물리학자 가에탕 쉬발리에 박사, 건강전문기고자 마틴 쥬커 등이 지난 2017년 3월 28일자로 발표하고 전술한 〈인체의 접지: 접지의 치유효과Grounding the Human Body: The Healing Benefits of Earthing〉라는 또 다른 논문에서 위 2004년도 논문의 실험 결과를 아래와 같이 요약, 인용하였다.

즉 스트레스의 경감 정도를 측정하기 위하여 12명의 남녀(남 6명, 여 6명)를 접지한 상태에서 잠을 자게 하였더니, 8주만에 스트레스 호르몬인 코르티솔의 일일 주기가 접지 전에는 불안정하고 개인별로 들쭉날쭉한 상태였다면, 접지 후에는 모든 사람이 대부분 정상화되고 안정화되었음을 보여주었다. 접지 8주(2개월) 후, 12명 중 11명이 더 빨리 잠에 빠져들었고, 6명의 여자 중 5명이 생리 전 열감PMS hot

^{flashes}이 감소하였고, 12명 중 9명이 피로가 회복되고, 재충전되었음을 느꼈고, 12명 중 9명이 감정적인 스트레스, 불안감, 우울감, 과민함 등이 줄어들었다고 보고하였다. 또한 이러한 코르티솔 리듬의 정상화에서 더 나아가, 참가자들은 잠에 빨리 빠져들었을 뿐만 아니라, 잠자리에서 일어나면 전보다 더 개운해졌음을 느꼈다고도 보고하였다. 저자의 저서《맨발걷기의 기적》에서 밝혔던 '맨발걷기 2개월 치유의 가설'과도 그 맥을 같이 하는 연구 결과이다.

따라서 사람들을 불안케 하는 스트레스 호르몬인 코르티솔의 분비를 안정화시키는 것이 사람들로 하여금 '감정적인 스트레스, 불안감, 우울감, 과민함' 등을 근원적으로 줄일 수 있는 최상의 방책임을 위 실험 결과들로 미루어 짐작할 수 있다 하겠다. 그리고 그 길은 바로 우리 몸의 땅과의 접지, 즉 숲길 맨발걷기에 있음을 시사한다.

실제 저자의 '맨발걷기 시민운동본부' 여러 회원들이 맨발로 걸으며 황홀함을 느낀다든가 의식의 리셋^{reset}을 통해 부정적이고 원망하고 불행하다는 생각에서 긍정하고 감사하고 행복한 느낌으로의 순간적인 의식의 전환, 즉 리셋을 이룬다는 사실 등이 위와 같은 실험 결과와도 일치한다는 사실을 확인하실 수 있을 것이다.

그래서 누구든 혹시 불안하거나 우울할 때는 언제든 숲길로 들어가서 맨발로 걷고 접지하길 권하는 것이다. 숲길 맨발걷기는 향정신성 약물로부터 비롯되는 부작용, 약물중독 등의 위험이 존재하지 않는 자연 그대로의 천연의 신경정신안정제로 사람들의 일상에서의 의식의 방향을 불안, 우울, 분노와 같은 부정적 생각에서 자연 그대로의 평안과 기쁨, 감사의 긍정적 생각으로 전환해 주고 사람들의 의식을 긍정적으로 리셋해 주게 될 것이다.

이에 더 많은 사람에게 맨발로 숲길을 걷거나 접지함으로써, 각종 육체적 질병은 물론 우울, 불안 등 심인성 질환의 고통까지도 없는 건강한 세상을 살아갈 수 있도록 인도하고 계몽하는데 우리 다 같이 힘을 합쳐 나아갔으면 한다.

그래서 앞으로는 더 이상 위 극단적 선택을 한 여배우나 정치인과 같은 비극적 선택이 없기를 진정으로 간구한다.

(3) 맨발로 걷는 땅은 마음의 불안을 치유하는 생명의 모태

알츠하이머병을 앓고 있는 남편을 간호하는 한 여성 회원이 아래와 같은 글을 올려주었다. "어제도 남편과 함께 안산에 올라가 2시간 20분 동안 맨발로 흙을 밟았습니다. 며칠 동안 남편이 힘들어했습니다. 약해져 가는 중이라 잘 때 진땀으로 흥건한 적이 많았는데. 요즘 또 괴로워하고 잠을 설쳤는데… 밤에 병원에서 준 치료용 패치(주: 피부에 붙여 피부를 통하여 신경 전달 물질이 체내로 침투되어 약물의 효과가 지속도록 한다)를 붙이지 않고 접지패드와 접지밴드만 했는데, 어젯밤은 잘 잤어요. 제가 패치를 안 한다고 하면 병원만 신봉하는 자식들 극성에 그냥 지속했는데, 핑계 삼아 떼 버렸어요. 덕택으로 살아갑니다."

지금 남편의 알츠하이머 증상 때문에 정신과 약과 같은 신경과 패치를 끊었다가 다시 붙이는 등 갈등 속에 그를 반복하고 있는 번민의 과정을 위와 같이 묘사해 주었다.

얼마 전 저자도 미국에 있는 손자가 감기에 걸렸는데, 약을 지어 주지 않는 의사를 원망한 적이 있어서 그 회원 자녀들의 성화에 공감이 갔다. 그래도 저자의 손자는 그렇게 숨을 제대로 못 쉬고 콜록거렸는데도 한 일주일쯤 지나니 자연스럽게 치유되었다. 약물의 처방 없이 자연적으로 우리 몸은 치유되게 되어 있음을 상징적으로 보여준 소중한 사례의 하나가 되었다. 실제, 약을 먹느냐 마느냐의 문제, 즉 의사의 처방이 긴급하게 필요한 질병들이나 간단한 병들은 적당한 약물로 치유되고 있음이 사실이다. 그래서 우리는 병원과 의사들에 대한 신뢰를 가지고 있는 것이다.

하지만 신체적인 증상들을 정신과적인 약물로 처방하는 문제가 개재되는 특별한 사안들의 경우, 저자는 수많은 폐해를 봐 왔기에 적어도 그 부분에서만큼은 때에 따라 단호하게 말씀드린다. 저자의 가까운 친척 한 분 역시 수년 전 70대 초반의 나이에 단순히 기억력이 조금 둔해지는 상황이 생기자마자, 치매의 초기 증상이라며 직계 가족들의 성화로 이 병원 저 병원을 찾아다니며 각종 정신과 약을 처방받아 복용을 시작하게 되었다. 이후 급속히 증세가 악화되어 결국 70대 초반의 이른 나이에 요양병원에 입원하였고, 불과 몇 해 만에 세상을 떠나는 안타까운 처지가 되고 말았다.

지난해 여름 즈음부터 저자의 동네에서 70대 초반의 한 여성회원이 조옥순 씨의 권유로 맨발걷기에 동참하였다. 당시 그분도 여러 가지 신체적인 문제들 때문에 병원을 전전하며 각종 약물과 주사로 살아가다가, 급기야는 신경정신과 약까지 투약받게 되었다. 같은 약을 계속 써도 몸이 낫지 않으니까, 결국 정신과 계통의 약을 쓰게 되었고, 그로 인해 당장은 조금 나아지는 듯하였지만, 그 이후로는 약물이 끊기면 몸과 마음이 불안해 살 수가 없는 상태로 더욱 악화 일로를 걸은 것이다. 결국은 약이 약을 낳고, 그 약물들로 인해 더 큰 신체적, 정신적 질병들로 악화된 것이다.

그래서 저자가 그분을 만날 때마다 "맨발로 걸으시면 그러한 심인성 질환들이 치유되십니다. 흙이 생명을 살려냅니다. 만약 정신과 약을 지속적으로 복용하시면 평생 그 약물에서 벗어나실 수 없게 될 것입니다. 그리고 갈수록 마음의 불안과 초조감은 더 심해질 것입니다. 그러니 약을 끊으십시오. 그리고 흙과 맨발걷기가 생명을 살린다고 믿고 따르십시오. 실천하십시오." 그렇게 반복하여 강조하곤 했다.

그분 역시 옆에서 같이 맨발로 걷는 조옥순 씨의 반신마비 치유 사례를 보고, 자신도 나을 수 있겠다는 생각을 하고, 매일 맨발로 걸으면서 약을 끊었다. 하지만 그 과정은 참으로 험난하였다. 오랜 시간에 걸쳐 고착된 신경정신과 약물의 폐해는 심각할 정도였고, 어떨 때는 가슴을 치며 미치겠다고 했다. 그리고는 약 없이는 도저히 살 수가 없다며 조금씩 약을 다시 들었다가, 끊었다가 하는 상황이 반복되었다. 그때마다 저자가 "그렇게 불안하시면, 우세요. 소리 지르세요. 그리고 그때마다 흙으로 뛰어나가 두 손, 두 발로 땅을 부여잡고 외치세요. 그렇게 이 땅이 나를 살린다고 믿고 땅을 헤집고 다니시면, 어느 순간 몸과 마음이 평온해지게 되실 겁니다."

최근에도 그런 일들이 수차례 있었다. "도저히 불안해서 참을 수 없다." 해서, 옆에 있던 남편이 전에 정신과 약물을 처방받던 의원에 전화를 연결했더니, "당장 내일 병원으로 오셔서 위내시경과 대장내시경을 하라."는 말이 수화기를 통해 들려왔다. 약물중독의 결과로 참을 수 없는 정신적 불안으로 괴로워하고 있는 사람에게, 내시경 검사들을 하라니….

그러면서 그녀는 저자의 말을 잘 따랐고, 몇 달 전에는 저자가 직접 남편과 함께 집에까지 찾아가 접지선 연결을 확인하고, 저자가 제작한 접지패드를 쓰도록 해 드렸다. 그 이후, 지난 겨울 그녀는 하루도 빠짐없이 맨발로 걸었다.

그 이후 그녀의 외모 역시 날이 갈수록 맑아지고, 젊어졌다. 그리고 또 한 가지 더 중요한 희망도 보았다. 바로 그 심리적 불안증세의 발생 간격이 갈수록 길어지는 것이었다. 한마디로 심리적 불안 상태가 완화되면서 평온하게 지내는 날의 숫자가 점점 더 길어지는 것이었다.

최근에는 몸무게가 많이 빠진다고 걱정하며, 자꾸 단 음식이 당긴다고 하여, 혹시 몸의 염도가 낮은 것이 아닌지를 확인해보라 말씀드려 좋은 소금을 들게 하였고, 한 달 만에 염도가 0.2%에서 0.9%까지 올랐다며 좋아하였다. 또 며칠 전에는 병원에서 췌장 등 검진을 받아 보더니, 모든 신체의 장기들이 정상이라는 희소식까지 받아 왔다.

얼마나 극적인 전개인지 모르겠다. 마침 그녀가 경기도로 이사를 간다며 마지막 인사를 나누게 되었다. 그동안의 심인성 질환의 어두운 고통의 터널을 다 빠져나와, 그녀가 밝은 모습으로 떠난다고 하니 얼마나 감사하던지. 이에 그녀에게 소감을 한 말씀하시라 하였더니, 그녀의 장기인 성주풀이 창 한 대목까지 구성지게 불러주며 깊은 사의를 표명하였다.

결국 맨발로 걷고 접지하는 대지는 육체적 건강은 물론 마음의 불안까지 치유하는 생명의 모태임을 또 한번 극적으로 보여준 경이로운 치유의 사례다.

그 점에서 앞선 회원의 남편이 겪고 있는 알츠하이머의 경우도 저자는 희망을 놓지 않고 있다. 그 알츠하이머 역시 활성산소의 폐해로부터 비롯된 질병의 하나로, 매일 두 분이 손잡고 맨발로 안산을 걸으며 어머니 대지로부터 생명의 기운을 넉넉히 충전받고 있기 때문이다. 그리고 저자가 따로 만들어드린 접지 헤드밴드를 하고 잠자는 동안 남편의 머리에 생명의 모태인 흙으로부터 자유전자가 직접 지속적으로 유입되면서, 당장 머리를 맑게 해 줌이 확인되고 있다. 낮과 밤 동안 끊임없이 접지하며, 그 알츠하이머의 원인인 활성산소를 중화시키고 소멸시키는 근원적인 땅과의 접지가 잘 작동하고 있기 때문이다.

실제로 지난번에는 그녀의 남편이 그동안 잊고 있던 손금고의 다이얼 넘버까지 기억해 내었다는 놀라운 사실도 전해 준 적이 있다. 다만 문제는 병원으로부터 처방받는 약물 또는 패치를 붙이면서 겪는 여러 문제로 인한 고통과 갈등이다. 그 부분에 대해서도 저자가 위 다른 여성회원에게 말했던 바대로 "무조건 약 끊으시고, 흙이 나를 살린다고 믿고, 흙에 몸을 던지시라."는 독한 말들을 전하고 싶지만… 결국 그 판단과 실천 여부는 그녀와 자녀분들 등 가족에게 달려 있다.

이제 우리 다 같이 "흙이 생명을 살린다."는 강력한 희망과 실제 그 접지가 주는 천연의 항산화 효과, 혈액 희석 효과, 몸의 에너지대사의 핵심 물질인 ATP 생성 효과, 스트레스 호르몬인 코르티솔의 안정화 효과, 염증과 통증의 치유 효과 등 많은 미국의 의학자들이 밝혀낸 과학적인 치유의 메커니즘들을 믿고 공유하며 그 어려운 터널을 결국은 빠져나오기를 진정으로 응원하고 기도한다.

(4) 맨발걷기는 의식을 리셋reset하여 긍정과 감사, 행복으로 전환한다

얼마 전 '맨발걷기 시민운동본부'의 이소명 부회장(여, 68세)이 "두뇌의 리셋 버튼이 눌리면 불안, 우울, 분노 같은 부정적 감정이 온데간데없이 사라진다고 합니다. 많은 분이 그 리셋 버튼을 눌러 신경안정제 역할을 하고, 그것은 맨발로 땅을 접지하면 일어나는 현상이라고 합니다."고 글을 써서 올려 준 적이 있다. 바로 우리의 맨발걷기가 우리의 의식의 방향을 불안, 우울, 분노 같은 부정적 생각에서 평안과 기쁨, 감사의 긍정적 생각으로 전환하는 길임을 이야기한 것이다.

또 다른 '맨발걷기 시민운동본부'의 한 회원은 과거 중국 태황산에서 맨발걷기를 하며 '황홀하다'는 표현까지 썼다. 등산화를 신고 걷다가 그를 벗고 맨발로 땅을 밟을 때 느끼는 맨발걷기의 기쁨은 황홀하다는 말이 나올 만큼 정말 홀가분하고 경이로운 것이다. 숲길 맨발걷기는 우리의 생각까지 순간적으로 리셋하여 부정적이고 원망하고 불행하다는 생각에서 긍정하고 감사하고 행복한 느낌으로의 순간적인 의식의 전환을 이루게 하기 때문이다. 바로 의식의 리셋이다.

그리고 또 다른 한 회원은 숲길을 걷는 그 무한의 행복감을 "비 갠 숲속에선 한약 달이는 냄새가 난다. … 향긋한 허브향과 알지 못할 한약재 냄새가 난다. … 아! 온몸에 퍼진 맨발 독에 취해 오늘도 어제보다 커진 행복 품에 안겨 본다."고 노래한 것이나, "우리 맨발에 미친 것 맞나 봐요. 어제 발견한 맨발코스를 오늘 빗속에서 걸으니 너무 평화롭고 행복했어요. 계곡의 물 흐르는 소리가 머리를 맑게 씻어주고 보슬보슬 내려주는 빗방울이 마냥 정겨운 맨발 산행이었습니다. 미칠수록 행복은 커집니다."라고 노래한 것 역시 그러한 의식의 행복으로의 리셋을 명징하게 보여준 사례라 하겠다.

누군가 언젠가 "살짝 미치면 행복해져요."라고 한 적도 있다. 사실 숲길에 들어서서 맨발로 숲길을 걸으면 우리는 그 황홀함에 살짝 미치게 된다. 바로 우리의 의식이 긍정으로, 감사로, 행복으로 리셋되는 그 현장을 이른다.

얼마 전 또 다른 회원도 "단지 신발을 벗었을 뿐인데 신선한 감동을 하루 또 하루 선물로 받습니다. 가는 곳마다 맨땅만 보입니다. 흙길만 생각합니다."고 하였고, 또 다른 회원도 "저는 (맨발걷기에) 묘한 매력을 발견하였습니다. 솔직히 운동을 위해 걷는 편인데, 맨발로 흙길을 걸으면 더 걷고 싶어지는 겁니다. 소위 흙과 섬세하게 만나져요."라고 한 말 역시 숲길 맨발걷기가 우리의 의식을 관능의 미학으로, 그 아름다운 독성으로 리셋해 줌을 의인법의 은유로 멋지게 표현해 준 것이다.

땅을 접지하는 숲길 맨발걷기의 매력과 감동은 그렇게 경이롭다. 마치 연극에서의 1막이 2막으로 바뀌면서 연극의 장면이 관객의 허를 찌르며 완벽하게 반대의 방향으로 바뀌듯, 부정에서 긍정으로, 원망에서 감사로, 불행에서 행복의 모드로 맨발로 걷는 우리 모두의 의식을 순간적으로 리셋해 주는 것이다. 그것은 '두뇌의 리셋 버튼이 눌려 불안, 우울, 분노 같은 부정적 감정이 온데간데없이 사라지는 현상'과 그 맥을 같이 한다.

바로 우리가 매일 맨발로 숲길을 걸어야 할 이유이다. 특히 앞의 극단적 선택을 한 여배우처럼 우울증으로 고통받는 사람들의 경우에는 끝없이 약물에 의존, 중독되게 만드는 향정신성 약물을 처방받을 것이 아니라, 일체 무해한 천연의 심신 안정제인 숲길 맨발걷기를 처방받아야 한다. 그렇게 매일 숲길을 맨발로 걸으면 가슴 속에서 사막에서의 오아시스 샘물처럼 청량한 행복감이 차오르며 심신이 평온하게 안정되어 우울감은 어느새 눈 녹듯 사라지고 고즈넉한 기쁨과 행복감으로 충만된 삶을 살 수 있게 되기 때문이다. 또 다른한 회원이 매일 "맨발걷기가 나는 정말 좋아요. 오늘도 내 생애 최고의 날입니다. 파이팅, 사랑합니다. 푸하하하!" 하고 늘 댓글을 다는 것도 바로 그러한 이유인 것이다.

그래서 우리는 우리 주변의 더 많은 사람이 숲길 맨발걷기를 통하여 현실에서 오는 일상의 스트레스와 불안감, 우울감 등으로부터 벗어나서 우리 맨발로 걷는 사람들처럼 가슴 속에 차오르는 오아시스의 맑은 샘물과 같은 청신함과 신선함으로 각자의 감정을 리셋함과 동시에 긍정과 감사 그리고 행복으로 충만한 삶을 이루어 나갈 수 있기를 바라는 것이다.

저자가 하는 '맨발걷기 시민운동본부'의 활동은 그래서 숲길 맨발걷기를 통한 '질병의 고통 없는 생명 살리기 운동'임과 동시에 그렇게 우리의 일상에서의 의식의 방향을 불안, 우울, 분노와 같은 부정적 생각에서 평안과 기쁨, 감사의 긍정적 생각으로 전환하자는 '의식 리셋의 외침'이기도 하다.

(5) 맨발걷기는 치매, 파킨슨병, 알츠하이머 등의 예방책

얼마 전 '맨발걷기 시민운동분부'의 대모산 맨발산행에서 '대모산시'를 낭송한 파킨슨병 환우가 있었다. 당시 벌써 3개월째를 저자의 맨발 산행에 합류하여 같이 걷곤 했다.

파킨슨병은 치매 다음으로 흔한 대표적인 퇴행성 뇌질환이다. 서울대병원 의학 정보에 의하면, "우리 뇌 속에는 여러 가지 신경 전달물질이 있는데 그중에서 운동에 꼭 필요한 도파민이라는 신경전달물질이 있습니다. 파킨슨병은 중뇌에 위치한 흑질이라는 뇌의 특정 부위에서 이러한 도파민을 분비하는 신경세포가 원인 모르게 서서히 소실되어 가는 질환으로, 파킨슨 환자들에게서는 서동증(몸의 움직임이 느려지고 운동능력이 저하하는 증상), 안정 시 떨림, 근육 강직, 자세 불안정 등의 증상이 발생합니다."고 적고 있다.

그날 잠시 그와 이야기를 나누었더니, 그는 약 10년 전 우리나라 최고의 직장인 한 회사에 다니다가 정년퇴직을 하였다 한다. 당시 가졌던 업무상 스트레스가 지나쳐서 그것이 원인이 되어 파킨슨병으로 진행된 것 같다고 했다. 결국 업무상 스트레스에 따른 부담감이 뇌신경계통을 훼손하였고, 결국 파킨슨병이 발발한 것이었다.

그런데 우리는 살다 보면 수많은 스트레스와 분노와 울분에 쌓이는 경우가 허다하다. 그것을 어떻게 해소하느냐가 매우 중요한데, 통상의 경우에는 그런 스트레스와 몸속에 축적된 울화병 등을 해소하는 방법으로 술이나 노름, 또는 최악에는 마약으로 빠지는 경우도 종종 있다.

그러한 사실은 우리 인간 본연의 생리적인 시스템에 가장 적합하고 자연스럽게 스트레스 등을 해소하는 길이 막혀 있기 때문이다. 바로 신발을 신고 사는 삶과 접지가 차단된 삶으로 인해서 우리 몸 안에서 발생하는 독소인 활성산소가 빠져나가지를 않고, 우리 혈액을 끈적끈적하게 만들고 스트레스 호르몬인 코르티솔의 분비가 제어되지 않는 그런 상황을 개선할 수 없다 보니 독소는 빠지지 않고, 혈액은 끈적거리게 되고, 스트레스는 극으로 치닫게 되는 것이다. 그러다 보면 몸과 정신의 어디선가 염증이 터져 나오는 것이다.

그것이 암이나 심혈관질환, 뇌졸중 등으로 나타날 수도 있고, 그분처럼 뇌 신경의 손상으로 인해 저렇게 치매나 알츠하이머, 파킨슨병 같은 그런 병으로 나타나는 것이 아닐까 싶다.

결국 여기서 우리는 그러한 스트레스를 어떻게 해소할 수 있는가, 몸안에서 발생한 독소를 어떻게 해결할 수 있느냐, 그리고 끈적끈적해진 혈액을 어떻게 묽게 하고 혈류를 빠르게 해 줄 수 있는가 등의 질문에 다시 당도한다.

만약 그가 진작에 맨발로 걷고 접지하는 그런 방법을 알았다면, 아마도 직장에서의 그런 스트레스를 원천적으로 해소할 수 있었을 것이 아닐까 싶다. 얼마 전 우리의 권마산 씨가 직장에서의 스트레스 때문에 생긴 허혈성 뇌졸중과 고혈압, 고혈당뿐만 아니라 급기야는 이명으로까지 번진 힘든 상황을 불과 2~3개월의 매일의 맨발걷기로 치유했듯이, 그의 파킨슨병도 만약 맨발걷기라는 치유책을 알았더라면, 발병 초기에 치유할 수 있었을 것이거나, 아니면 발병 그 자체를 막을 수도 있었을 것이라는 그런 생각을 하게 되는 것이다. 또 일단 발병이 되었다 하더라도 그 원인을 해소하는 맨발걷기나 접지로 해소할 수 있었을 것이다.

그런데 맨발걷기와 접지라는 최고의 방법을 당시 몰랐기 때문에 결국은 병원을 찾게 되고 정신신경과 약물을 복용해야 하는 그런 상황에 봉착하게 되었다. 병원에서는 대부분 파킨슨병의 진행을 늦춘다는 명목으로 약을 처방한다고 한다. 치료제가 아니라 다만 진행을 늦출 뿐이라는 것이다.

몇 년 전 고인이 되신 저자의 모친께서 94세에 주무시는 동안 섬망 현상이 보이신다고 하여 병원을 찾았더니 치매의 시작이라며 진행을 늦출 수 있도록 약물을 처방해주었다. 그리고 그 약물을 드신 이후 어머님이 완전히 처지시고 아침에 일어나시지도 못하여 병원을 가서 항의하고, 약물의 단위를 낮춘 적이 있었다.

그러나 송구스럽게도, 그 이후 연로하신 모친의 삶은 오히려 더 피폐해지셨고… 일시적으로 섬망 현상은 없어지셨지만, 돌이켜 보면, 어머님은 혼몽한 상태로 계시다가 약물 속에서 돌아가셨던 가슴 아픈 기억이 선하다. 당시 저자도 앞뒤를 잘 분간하지 못하고 있었고 맨발로 땅을 접지하기 어려웠던 무지와 현실의 한계 탓이었다. 통탄할 일이었다.

그런데 위 파킨슨병 환우분의 이야기를 들어 보면 병원에 다니면서 지난 10여 년간 조금씩 조금씩 병이 악화했다는 것이다. 어쩌면 더 빠른 속도로 악화하였을 것을, 그 속도를 늦춰왔다고도 말씀하셨고, 실제 그렇게 자위할 수 있는지는 모르겠다. 하지만 결국은 약물을 쓰면서, 비록 그 속도는 늦추어졌는지는 모르겠지만, 상태는 갈수록 더 나빠져 가고 있었던 것이 아닐까 싶다.

물론 그러한 상태 자체가 아직은 위 환우분의 통제 가능 범위 내에 있었기 때문에, 다행스럽게도 그분은 약 3개월 전부터 저자와 같이 맨발로 걷고 있다. 그리고 지난 3개월 전 저자가 처음 만났을 때보다 지금은 더 자연스럽게 걷고 계신다 믿어진다. 비록 손도, 발도 떨고 계시지만, 바른 의식과 걷는 모습이 처음의 불안정한 모습에서는 상당 부분 개선되었다고 생각을 한다.

이제 위 환우는 그 파킨슨병이 발발한 원인이 바로 땅과의 접지의 차단에 있었다는 사실을 확인하게 된 것이라 믿는다. 그리고 그 신발을 벗어버리고 지금 3개월째 맨발로 걷고 있다. 당시 매일 하루에 2~3시간씩 대모산을 걷는다고 했다.

저자는 그에게 하루에 한 번이 아니라 오전에 한 번, 오후에 한 번, 또 저녁 식사 후에도 한 번을 맨발로 걸을 수 있도록 그런 생활체제로 바꾸어 나가길 권해드렸다. 지금의 하루 1회 맨발걷기를 하고 남는 시간에 책을 보거나 다른 일을 하는 생활행태가 아니라, 하루 2~3회 이상씩, 아예 숲길에서 놀고, 글을 읽고, 글을 쓰는 그런 숲속 삶의 방식으로 바꾸어 나가길 권한 것이다. 바로 땅과의 접지 시간을 늘리고, 땅속에서, 땅 위에서 사는 삶의 의미를 그리고 치유의 길을 찾으시기를 권한 것이다.

어머니 대지는 반드시 치유한다. 땅은 우리에게 생명의 자유전자를 올려주신다. 그로 인해 몸안에서 독소가 빠져나가고, 혈액이 묽어지고, 에너지대사의 핵심 물질인 ATP가 생성되고, 스트레스 호르몬인 코르티솔의 분비를 안정시킨다.

따라서 맨발로 걷고 땅과의 접지를 일상화함은 위 환우분이 앓고 계시는 파킨슨병을 근원적으로 해결할 수 있는 최고의 방법이라 믿고, 그런 치유의 기적이 반드시 생길 것이라는 확신을 가지고 임하라고 권한 것이다. 땅은 땅속의 무궁무진한 자유전자를 몸안으로 올려보내 경이로운 치유의 기적으로 보답할 것이다.

어쩌면 수많은 환우들이 아직도 대책 없이 앓고 있는 파킨슨병뿐만 아니라 치매, 알츠하이머 등 퇴행성 뇌질환들을 해소할 수 있는 최선의 해법은 단지 진행만 늦춘다는 약물이 아닌 바로 땅과의 접지의 회복인 맨발로 걷고 맨발로 사는 생활의 실천이라는 믿음을 공고히 하고 실천해 나가기를 간구한다.

⑤
천연의
염증·통증 치유제

(1) 12년 아팠던 등이 접지선과의 연결로 3일 만에 나아지다

저자는 수차에 걸쳐 우리 중 많은 사람이 가지고 있는 족저근막염이나 무릎 관절염, 척주관 협착증 등의 근골격계질환의 근본적인 원인이 바로 딱딱한 신발을 신고 사는 우리 현대인들의 삶의 방식에서 비롯되고 있다는 사실을 적시한 바 있다. 바로 우리가 신는 구두의 부도체 고무 밑창의 문제점, 아치의 기능을 무력화시키는 깔창의 문제점 그리고 딱딱한 뒷굽의 문제점들 때문이다.

그래서 젊을 때는 크게 느껴지지 않지만, 40대나 50대 등 나이가 들어가면서 상당수의 사람이 족저근막염으로 고통스러워하거나, 무릎관절이 아프다거나, 허리가 아프다거나, 등짝이 아프다는 이유 등으로 제대로 걷지를 못하거나 구부정하게 자세가 틀어지는 일들을 비일비재하게 보게 된다. 당연히 그분들은 관련한 통증들을 평생 안고 살고….

실제 저자는 아침마다 아파트 정원에서 맨발 체조를 하고, 나무뿌리에 발바닥을 지압하며 회원들에게 아침편지를 쓰고, 저자 옆을 지나가는 수많은 아파트 주민들을 본다. 물론 한 사람도 예외 없이 구두 등 신발을 신고 있음은 물론, 나이가 든 사람들은 구부정한 허리에 몸이 뒤틀어지거나 기울인 채 걷는 등 몸의 근골격계 자체가 틀어져 있는 경우가 대부분이다. 특히 나이가 많은 노인들의 경우는 그러한 안타까운 모습들이 두드러진다. 바로 신발을 신고 사는 우리 삶의 결과가 장시간이 지나며 겉으로 내보이게 되는 뒤틀어진 모습들 그 자체다.

그렇다면 그러한 현상들을 어떻게 개선할 수 있을까? 바로 저자가 항상 주문하듯이 맨발로 걸어야 하는 것이다. 실제 그 무거운 등산화를 벗고 맨발로 걸었더니 2달이 채 되지를 않아 10여 년간 병원에 다니며 고생하던 족저근막염이 깨끗이 나았다는 김명애 씨(여, 63세)의 치유사례나 무릎관절염으로 몇 년간 고생하다가 맨발로 걸어다 나았다고 전술한 이용자씨의 치유사례는 이제 하나의 전설이 되었다. 또한 매일 구룡산을 정상까지 훌훌 날아다니는 칠순의 정연순 씨(여, 가명, 74세) 역시 척추관협착증으로 매일 한의원에서 대침을 맞는 일을 일과처럼 하며 살다가 맨발로 걸은 지 몇 달 만에 다 나았고 지금은 저렇게 펄펄 날아다니고 있다. 바로 신발을 벗으면 그런 근골격계의 증상들이 자연스럽게 해소되고 치유된다는 사실을 그대로 보여주는 귀중한 치유사례들이다.

위의 사례들은 바로 우리의 맨발걷기가 근골격계 질환들을 치유하는 데 결정적인 영향을 미친다는 사실을 다시 한번 증거해준 것이다.

그런데 위와 같은 치유사례들은 모두 맨발걷기에 따른 자연스러운 치유의 결과였다. 다시 말해 맨발걷기의 지압효과와 접지효과가 동시에 작용한 놀라운 치유의 사례들이다.

그 직후 경미자 씨(여, 66세)는 새로운 차원의 치유사례를 올려주었다. 그 내용인즉, 지난해 가을쯤 그녀가 심장에 스텐트 시술을 받았다는 놀라운 사실을 전해 듣고 당시 저자가 만들기 시작한 동망 접지패드를 하나 써 보라고 전해 준 적이 있었다. 그 접지패드를 깔고 잠을 자면 마치 황토방에서 잠을 자듯 몸안의 독소인 활성산소가 중화, 소멸될 뿐만 아니라 적혈구의 제타전위가 올라가 혈액이 맑고 깨끗해지며 혈류의 속도가 빨라져 그녀가 가지고 있는 심혈관질환에 도움이 될 것이라고 생각했기 때문이다. 그런데 경미자 씨는 그러한 측면의 치유의 효과가 아닌 전혀 다른 차원의 증언을 올려주었다. 그 내용을 사안이 특별한 만큼 다음 페이지에 전재한다.

바로 지난 12년 동안 고생하였던 등의 통증이 저자가 전해 준 접지패드를 쓴지 단 3일 만에 가라앉았다는 이야기를 하니 놀랍기만 하다. 그런데 여기서 그녀는 또 다른, 믿을 수밖에 없게 하는 증언을 해 주었다. 바로 접지패드의 동망이 찢어져 며칠간 쓰지를 못하

"저는 접지패드 쓰고 오랫동안 등이 아팠던 게 다 나았습니다.

12년간 등이 아파서 병원에 가니 너무 오래되어 검사해도 안

나올 것 같다고 하며, 약을 보름치 처방해주곤 아플 때마다

먹으라 했는데 한 번도 안 먹었어요.

그리고는 회장님이 주신 접지패드 깔고 잤는데

단 3일 만에 괜찮아졌어요.

기적 기적 기적......

감사 감사 감사...... 입니다!!

그런데 조금 사용 중 찢어져서 일주일 사용을 못 했더니

다시 아프더라구요.

어쩌나~~ 했더니 제 남편이 꿰매서 써 보라 해서

꿰매어 썼더니 다시 안 아프고 평화가 왔습니다~~^^

12년간 밤이면 등이 아파 뒤척이며 자던 제가 지금은 거뜬하니

참 신기하고 감사할 뿐입니다

다시 또 감사드려요~~^^

맨발 만세~!!🖤^^"

였더니 또다시 허리가 아프기 시작했다는 사실을 증언해 주었고, 며칠 후 그녀의 남편이 그 찢어진 부분을 꿰매서 써 보라고 해서 그리 수선해서 썼더니 다시 등이 안 아프고 평화가 찾아왔다고 증언해 준 것이다.

저자는 우리 자신의 몸과 땅을 집안의 콘센트에 들어와 있는 접지선을 통해 연결하게 되면 바로 땅속으로부터 땅속의 무궁무진한 자유전자가 우리 몸안으로 들어온다고 말씀드리곤 하였다. 그 자유전자가 우리 몸안으로 들어와서 각종 경이로운 생리적 치유의 기제 mechanism를 작동시킨다는 사실이 이로써 그녀에 의해 다시 한번 입증이 된 것이다. 바로 몸안의 독소를 해소·중화시킬 뿐만 아니라, 혈액을 맑고 깨끗하게 해 주고, 또 더 나아가 통증을 완화시키는 역할까지 해 준다는 사실을 위 경미자 씨의 증언이 확인시켜 준 것이다.

이것은 바로 위에서 말씀드린 맨발걷기의 치유 효과와 접지패드의 효과가 겹쳐지는 중요한 포인트가 되겠다. 바로 접지패드를 통한 땅과의 접지로 땅과 내 몸이 연결되면 몸안의 독소인 활성산소의 중화, 소멸뿐만 아니라, 가지고 있는 근골격계의 통증까지 완화시켜 준다는 사실이 확인된 것이다. 그런 면에서 그녀의 증언은 아래와 같은 매우 중요한 의미를 갖는다.

첫째, 그동안 우리가 확인해왔던 맨발걷기의 근골격계질환의 치유 효과는 우리의 몸과 땅을 연결하는 접지패드의 사용을 통해서도 이루어진다는 사실의 확인이다. 다시 말해 접지패드를 통해 우리 몸을 땅과 연결하면, 그것은 숲길을 맨발로 걷는 맨발걷기의 접지효과와 동일한 접지효과를 가져온다는 사실의 확인이다.

따라서 맨발로 걷는 것이 어려운 사람들, 특히 일상의 바쁜 업무 등 때문에 숲길에 가서 맨발로 걷기가 어려운 사람들이나 병약자들에게는 실내에서의 우리 몸과 접지선과의 연결이 그 대안이 될 수 있음을 확인해 준 것이라 하겠다.

둘째, 이러한 사실은 우리가 집이나 사무실 등 실내에서 접지선을 통해 우리의 몸이 땅과 연결되면 그를 통해 우리의 몸으로 들어와 놀라운 생리적 치유의 기제를 일으키는 자유전자들이 실제 존재한다는 확인이다. 또한 그것은 비록 우리가 느끼든 못 느끼든 우리 몸속의 여러 가지 맨발걷기의 치유 효과, 특히 접지 이론의 생리적 치유의 기제機制가 작동한다는 사실 역시 증거하는 것이다.

(2) 맨발걷기와 접지의 염증과 통증 치유의 메커니즘:
자가면역질환 치유의 전과 후

저자는 이제까지 활성산소가 암이나 고혈압, 고혈당 등 모든 현대 문명병의 원인이라고 말씀드려 왔다. 그래서 맨발로 걷고 접지함으로써 그 활성산소를 중화시키고 소멸시키자고 외쳐 왔다. 그리고 그 증거로 신발을 신었을 때 우리 몸의 전압이 200㎷에서 600㎷에 달하지만, 신발을 벗고 맨발로 땅과 접지하는 순간 그 전압이 0V로 떨어진다.

결국 맨발로 걷거나 접지할 때 몸안의 양(+)전하를 띤 활성산소들이 땅속으로부터 우리의 몸안으로 올라온 음(-)전하를 띤 자유전자를 만나 중화되고 소멸함으로써, 암이나 고혈압, 고혈당 등의 원인이 해소되고 따라서 암 등 현대 문명병들이 치유된다고 이야기를 해왔던 것이다.

그런데 우리는 그 암의 치유가 어떠한 메커니즘을 통해 구체적으로 일어나는지에 대해 이제는 자세하게 들여다보아야 할 때가 되었다. 그 점에서 앞서 제2장에서 번역, 정리하여 서술한 제임스 오쉬만 박사, 가에탕 쉬발리에 박사 등의 〈접지grounding, earthing가 염증, 면역 반응, 상처 치유, 만성 염증 및 자가면역질환의 예방 및 치료에 미치는 영향The effects of grounding (earthing) on inflammation, the immune response, wound healing, and prevention and treatment of chronic inflammatory and autoimmune diseases〉 논문은 그러한 치유의 메커니즘을 들여다보고 성찰하는 결정적인 계기를 제공해 주었다.

우리는 이제까지 많은 회원의 수많은 질병들을 봐왔고 그러한 질병들로 고통스러워하는 많은 회원을 보아왔다. 그러나 대부분의 경우 한 종류의 암이든 또는 한 두 종류의 암, 만성 두통 또는 척추관협착증 등의 한두 가지 병명들로 고통받는 경우들이 대부분이었다.

그런데 최근 아침 편지를 써 올린 이스텔라 회원(여, 61세)의 경우 상황은 좀 더 복잡하고 좀 더 어려웠던 듯하다. 7년 전의 뇌하수체 뇌종양 수술로부터 시작된 고통이, 류마티스 관절염으로, 또 그것이 더 진행되어 왼쪽 눈을 공격했고, 그 과정에 스테로이드 다량 복용으로 당뇨병이 생기고, 급기야 지난 2019년 9월에 원인 모를 고열과 두통으로 병원에 다시 입원, 2주간의 고단한 각종 검사를 거쳐 다발성 혈관염이라는 새로운 병명까지 얻게 되었다는 것이다.

위 스텔라씨의 경우도 많은 분들에게 닥쳐온 암이 고통의 시작이었다. 몸안에 쌓인 독소들인 활성산소가 중화되고 배출되지를 못하여 몸안의 성한 세포를 공격하여 염증이 생기고, 그 염증이 혈관을 타고 돌다가 스텔라씨의 뇌하수체에 암으로 변이한 것이라 여겨진다.

다시 말해 원자핵의 궤도를 도는 짝을 잃은 전자들인 활성산소들이 불안정해지니까, 다른 세포들로부터 끊임없이 전자를 빼앗아오고 훔치는 과정이 연쇄적으로 일어나면서 염증이 생겼으나, 땅과의 접지의 차단에 따라 자유전자들이 외부에서 충분히 공급되지를 못하면서 염증이 심해진 것이다. 전자의 결핍 electron deficiency 상태가 지속되면서 염증이 심해지고, 그 염증이 혈관을 타고 돌아 스텔라 씨의 경우에는 뇌세포를 공격하게 된 것이다.

그래서 뇌하수체에 종양이 생겼고 그 종양을 수술로 도려낸 것이다. 그러나 그 뇌종양의 근본 원인인 활성산소의 중화·배출은 이루어지지 않았다. 즉, 땅과의 접지가 지속적으로 차단되면서 전자결핍 상황이 지속되었고, 병의 원인이자 뿌리인 활성산소는 여전히 몸안에서 해소되지 못하고 독소로 작용하고 있었던 것이다.

그렇게 해서 뇌종양의 수술 후 항암제, 혈액 희석제, 스테로이드 제재 등 여러 약물들이 투약되었을 것이지만, 여전히 근원적인 땅과의 접지는 차단되어 끊임없이 생성되는 활성산소 등 몸안의 독소들이 근본적으로 해소될 수 있는 조치들이 이루어지지 않은 것이다.

그러다 보니 어떻게 되겠는가? 몸안의 면역체계에 이상이 생기기 시작한 것이다. 그런 끊임없이 생성되는 활성산소들을 막아내기 위해 면역세포들이 계속 작동하면서 기진맥진하게 된 것이다. 그리고 그 면역세포들이 기억 상실이 되며 피아를 구분하지 못하게 된 것이다.

이러한 상황을 위 논문에서는 "전자의 부족은 또한 미토콘드리아의 전자 수송 사슬을 탈포화시켜 만성피로를 유발하고 면역계 세포의 세포간 이동 및 기타 필수적인 활동들을 늦출 수 있다. 이러한 상황에서 몸의 경미한 손상조차도 장기적인 건강 문제로 비화할 수 있다.

우리 몸이 자유전자를 사용할 수 없으면 염증 과정이 비정상적인 과정을 거치게 된다. 전자가 부족한 영역은 추가적인 손상에 취약해진다. 몸은 양전하를 띠게 되고 감염을 막아내는 데 어려움을 겪게 된다. 그 결과는 면역체계가 지속적으로 활동하게 되고 결국 소진되게 된다.

그렇게 될 경우, 면역계의 세포는 신체의 다양한 화학구조('self'라고 한다)와 기생충, 박테리아, 곰팡이 및 암세포 분자('non-self'라고 한다)를 구별하지 못할 수 있다. 이러한 면역계의 기억 상실은 어떠한 면역세포가 자기 자신의 신체 조직과 기관을 공격하는 것으로 이어질 수 있다. 그 한 예가 당뇨병 환자에게 있는 랑게르한스섬의 인슐린 생산 베타 세포가 파괴되는 것이다. 또 다른 예는 면역체계가 자신의 관절의 연골을 공격하여 류마티스 관절염을 일으키는 것이다. 홍반성낭창Lupus erythematosus은 신체의 면역체계가 자신의 조직과 장기를 공격하여 발생하는 자가면역질환의 극단적인 예이다."라고 서술하고 있다.

결국 외부에서 침입한 병원균이나 바이러스를 막아내기 위해 존재하는 면역세포들이 힘이 다하고 정신을 잃으면서 자기 세포를 공격하기 시작하는 것이다. 소위 말하는 자가면역질환의 발병이다. 위

스텔라 씨의 류마티스 관절염과 조조강직 현상 등이 다 그렇게 생긴 것이라 여겨진다.

그와 같은 상태의 치유를 위해 그 원인인 활성산소를 제거하고 전자결핍 상태에서 자유전자를 공급해 주어야 하는데 상응한 조치가 여전히 이루어지지 않고 약물에만 매달리니, 그다음에는 눈의 실명 위기까지 치달았고, 더 나아가 다발성 혈관염이라는 극단적인 상황에까지 이른 것이라 생각이 든다.

바로 맨발걷기와 접지를 통한 자유전자의 공급이 차단된 상태에서 원인도 모른 채 오로지 약물과 주사제 등의 처방에 매달려 온 이 스텔라씨가 지난 7년 각종 자가면역질환에 시달려 온 이유이다.

그런데 이제 이스텔라씨는 맨발걷기를 알게 되었다. 그리고 지난 두 달여를 맨발로 걸었다. 그렇게도 자신을 괴롭혔던 뇌종양과 류마티스 관절염 등 각종 자가면역질환의 원인이었던 활성산소, 그 전자결핍 상황을 벗어나기 시작한 것이다. 그 결과는 아직 완전하지는 않지만, 새로운 치유의 기적으로 등장하기 시작하였다.

"저는 현재 스테로이드 약을 먹고 있습니다. 예전에 비해서 많은 양은 아니지만 제 목표는 약을 끊고 건강하게 사는 삶입니다. 예전엔 언제까지 약을 먹어야 하나 우울한 적이 있었는데, 현재는 우울감은커녕 희망찬 나날을 보내고 있습니다."

이제 스텔라씨는 스테로이드약물을 대신할 수 있는 천연의 치유제인 맨발걷기와 접지를 통한 생명의 자유전자를 복용하기 시작한 것이다. 몸안에서 자연히 과거의 모든 질병의 원인이었던 전자결핍 상황이 해소되면서 스텔라 씨의 몸에 '단순 · 용이 · 무해 · 무비용'의 천연의 치유과정이 시작된 것이다.

맨발걷기 한 달여 후인 2020년 11월 중순 한 대학병원에서의 아래의 혈액검사 결과는 그 시작을 알린 일이라 생각된다. "첫째, 당화혈색소가 9.0이었는데 6.6으로 떨어졌습니다. 둘째, 수면제를 먹어야 잠을 잘 수 있었는데요. 수면의 질이 좋아졌습니다. 셋째, 운동화를 신고 산 둘레길을 두 시간씩 걸을 때면 왼쪽 엄지발가락 쪽과 오른쪽 엄지발가락 쪽에 통증이 와서 걷다가도 멈칫하였는데 신기하게 맨발걷기는 2시간을 해도 아프지 않다는 것입니다. 넷째, 보는 사람마다 얼굴톤이 굉장히 밝아졌다며 혹시 피부톤을 환하게 하는 화장품을 발랐는지 물어보기도 합니다. 저는 피부톤이 밝아졌다는 이 말이 굉장히 행복합니다. 또한 류마티스 환자가 겪는 조조강직 현상이 없어졌습니다." 스텔라 씨의 증언이다.

위와 같은 맨발걷기 한 달 반의 결과에 이어, 이제 앞으로 스텔라 씨가 매일 맨발로 걷고, 이제 실내에서도 접지선과 몸을 연결하여 접지하면서 더 진전된 치유의 결과들이 전해지리라 믿는다. 당연히 혈액검사 등의 진전을 주치의와 상의하면서 지금의 약물들도 더 줄여 가고 궁극에는 더 좋은 소식까지 기대해본다.

여기서 제3장에서 인용한 미국 호놀룰루 쥬쥬베클리닉의 침술 전문의인 키몬 카마이의 임상리포트 〈땅은 치유한다The remedy is in the ground〉는 글의 한 구절을 상기하게 된다.

"내 환자 중 일부는 암 또는 신장 부전의 결과로 발과 다리에 상당한 부종이나 물이 차 있습니다. 그들의 다리는 풍선처럼 부풀어 있습니다. 나는 종종 두 명의 클리닉 스태프들로 하여금 환자들을 해변까지 데리고 갔다 오도록 지시합니다. 그들은 삽을 들고 가서, 젖은 모래에 구멍을 파고, 환자들이 그 구멍에 다리를 내린 채로 모래 위에 앉아 있도록 도와줍니다. 그런 후 그 구멍을 모래로 채웁니다. 그러면 약 20분 후에 부종이 대부분 사라집니다… 나는 또 아토피성피부염을 앓고 있는 많은 어린이를 치료합니다. 나는 아이들 부모님들에게 아이들을 공원으로 데려가 맨발로 뛰어다니게 하거나 해변으로 가서 수영하고 맨발로 걷게 합니다. 그들은 맨발걷기로 매우 빨리 치유됩니다… 그레이브스병(갑상선 기능 항진증의 가장 흔한 원인 질환)이나 루푸스병, 다발성경화증, 류마티스 관절염과 같은 많은 자가면역 질환을 가진 환자들도 치료합니다. 그러한 환자의 경우에도 접지가 매우 큰 도움이 되었습니다. 특히 혈액순환이 좋지 않았던 환자들은 접지로 인해 그들의 발이 따뜻해짐을 느끼게 되었고, 따라서 혈액순환이 개선되었다고 생각합니다. 통증 환자들은 통증이 많이 줄어듦을 보고할 뿐만 아니라 욱신거림이 있었던 경우는 욱신거림이 줄어듭니다."며 치유의 해결책은 바로 땅에 있다고 하였다.

결국 위와 같은 생리학적인 이론과 그에 상응하는 의미 있는 미국 의료 현장에서의 임상 사례의 보고는 맨발걷기와 접지의 염증과 통증 치유의 메커니즘을 정확하게 보여주고 있다.

땅이 주는 치유의 선물
맨발로 걸어라

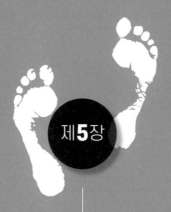

제**5**장

포스트
코로나 시대의
맨발걷기 혁명

걸어서 행복해져라, 걸어서 행복해져라.
우리의 나날들을 연장시키는, 즉 오래 사는 최선의 방법은
끊임없이 그리고 목적을 갖고 걷는 것이다.

- 찰스 디킨스

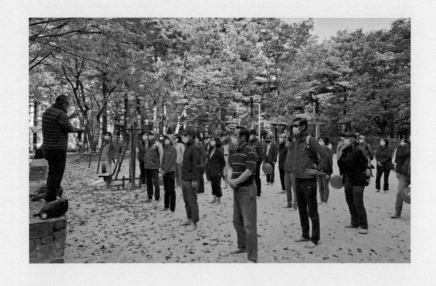

1

코로나19의 경고와 교훈,
맨발로 사는 생체리듬으로의 회귀

맨발걷기는 조물주가 설계해 놓은 삶의 원형대로 맨발로 걸음으로써 건강한 삶을 살아갈 수 있다는 전제에서 출발한다.

실제, 조물주는 우리 인간을 완벽하게 설계해 놓으셨다. 낮에는 맨발로 거친 들판을 걷고, 뛰며 채집하고 사냥하여 가족들을 먹여 살리고, 밤에는 피곤함 없이 건강한 생식 활동을 할 수 있도록 설계해 놓으셨다.

따라서 인간은 조물주가 설계해 놓은 그러한 생체 환경과 리듬에 따라 생활하여야 한다. 아침 일찍 일어나 해가 있는 낮 동안 건강하게 맨발로 일하고, 해가 진 후에는 집에서 가족들과 식사하고 도란도란 즐기면서 일찍 잠자리에 들도록 그렇게 생체리듬을 만들어 놓은 것이다. 그렇게 조물주의 설계대로 맨발로 걷고 규칙적인 생활을 할 때 건강한 삶은 이루어질 수 있는 것이다.

그것은 마치 나무가 땅속에 깊이 뿌리를 박고 살 때 건강하게 생장하는 것과 마찬가지로 우리 인간도 조물주가 설계해 놓은 대로 맨발로 걷고 생체리듬에 맞는 규칙적인 생활을 할 때 건강한 삶을 이어 갈 수 있는 것이다.

그런데 만약 조물주의 설계에서 벗어난 삶을 산다면 당연히 우리의 생체리듬이 흐트러지고 신체와 정신의 처음 설계된 질서가 무너질 것임은 자명한 이치다. 여기서 가장 큰 이슈가 바로 땅과의 접지의 여부다. 조물주가 인간을 설계할 때, 사람은 매일 맨발로 걷고 뜀으로써 땅속의 자유전자가 우리 몸속으로 올라와 활성산소를 중화시키고, 혈액을 맑고 묽게 유지하도록 하였을 뿐만 아니라 에너지대사의 핵심 물질인 ATP의 생성을 촉진시키는 등 건강한 생체적인 활동이 이루어지도록 설계해 놓으셨다. 그런데 현대에 들어와 우리 인간들은 부도체인 신발을 신고 살게 되었을 뿐만 아니라 땅과의 접지가 차단된 고층 건물이나 빌딩에서 거주하게 생활환경 자체가 바뀜으로써, 1년 365일을 땅과의 접지가 차단된 상태에서 살아가게 된 것이다.

그 결과 사람들은 수많은 암과 심혈관질환, 고혈압, 고혈당, 치매, 알츠하이머와 같은 비전염성 현대 문명병들로 고통받게 된 것이다. 그리고 그것도 모자라, 인간의 면역력이 갈수록 약화되면서 새로운 전염성 감염병들이 인간을 위협하고 있고, 그 대표적인 것이 바로 지금 전 세계를 멈춰 서게 한 코로나19라는 새로운 감염병이다.

이러한 신규 전염성 감염병의 공습은 인간이 원래 조물주가 창조해 놓은 설계대로 또는 그런 원칙대로 살아가지 않는 것에 대한 조물주의 심각한 경고라고 할 수 있겠다. 조물주는 이제 더 이상 원래 설계해 놓은 생활 방식으로 돌아가지 않는다면, 인간들은 갈수록 더 심각한 전염성 감염병으로 무너져 내릴 것이라는 사실을 엄중하게 경고하고 있는 것이다.

그런데 이러한 코로나19 사태로 전 세계가 멈추어 서자, 이제야 그 심각성을 인지한 사람들이 코로나19의 전과 후로 나누어 그에 맞는 새로운 세계적 질서의 재편을 위해 다 같이 노력해야 한다는 이야기가 전 세계에 회자되고 있다.

그러나 안타깝게도 그 해결책은 오로지 이 코로나19를 예방할 수 있는 백신을 개발하고, 그 치료제를 개발하는 데 초점이 맞춰져 있다. 이것은 사실상 과거 질서의 재편이 아니라 바로 그 연장에 불과한 것이라 하겠다.

실제 현대 문명병이 생기기 시작한 19세기 이후 지금까지 수많은 질병이 새로이 생겼다. 새로이 생긴 현대 문명병들을 치료하기 위해 현대의학계, 제약계는 수많은 연구와 노력을 다해 수많은 약물과 치료제들을 발명했다. 특히 각종 전염병 백신의 발명으로 인간의 수명은 그만큼 연장되는 놀라운 성과를 내었음 역시 부인할 수 없다.

그러나 그 질병들로부터의 고통은 끊이지 않고 있다. 갈수록 더 많은 사람이 암과 고혈압, 고혈당, 치매, 알츠하이머 등으로 쓰러져 가고 있다. 그것도 모자라 이제는 코로나19와 같은 감염병이 전 인류를 휘감고 있다. 그런데도 그 누구도, 그 어느 국가도 그 근본적인 원인을 찾는 일은 외면하고 있다. 오늘날 그 누구도 그 원인이 무엇인지, 왜 그러한 전염병이 전 세계적인 팬데믹이 되고 있는지에 대해 성찰하려는 노력을 기울이지 않고 있다.

왜 이번 코로나19나 백신 접종의 여파로 혈액이 진득진득하게 뭉쳐져 급사하는 상황들이 생기고 있는지, 왜 수많은 코로나19 환자 중 유독 기저 질환이 있거나 나이가 많은 노년층들의 희생이 높은지에 대한 성찰이나 원인의 규명을 위한 치열한 노력이 전개되지 않는 것이다.

그 질병의 원인을 알지 않고서는 백신이나 치료제는 일시적인 임시변통에 불과한 것이다. 또 다시 변형된 바이러스가 나오게 되면 또다시 새로운 질병에 감염될 것이기 때문이다. 끝없는 바이러스와의 전쟁이 계속될 것이다.

이에 그 근본적인 해법은 인간의 면역력을 조물주가 설계해 놓은 대로 강화시키는 길밖에 없다고 할 것이다. 다시 말해 조물주가 설계해 놓은 방식대로 그 삶의 원형을 찾아 나감으로써 인간의 면역력을 강화시켜야 하는 것이다. 바로 맨발로 걷고 땅과 접지해야 하는 것이다. 마치 튼실한 나무들이 땅에 깊이 뿌리를 박고 있듯이 우리 인간들도 이제까지 접지가 차단된 채 살고 있는 땅과의 접지를 원천적으로 회복해야 한다.

다시 한번 돌이켜 보자. 현대의 인간은 땅과의 접지가 철저하게 차단된 채 살아가도록 부도체의 고무 밑창을 댄 신발을 하루 종일 신고 살아간다. 그리고 우리가 걷는 길들 역시 대부분 부도체의 시멘트와 아스팔트로 포장되어 있다. 그리고 심지어는 우리 근교의 숲길조차도 지금 대부분 부도체인 야자매트로 덮여가고 있다. 그야말로 전 국토가 숨 막히는 상황으로 덮여가고 있다.

거기에다 우리 현대인들이 살고 있는 집들은 전부 다 양옥이다. 옛날의 황토집이 아니다. 부도체인 시멘트나 대리석으로 지어진 고층 건물들 역시 철저하게 땅과의 접지가 차단되어, 하루 24시간 내내 접지가 차단된 채 살아가게 되어 있는 것이다. 마치 나무가 24시간 땅에 뿌리를 박지 못하고 뿌리가 뽑힌 채 말라가고 있는 현상과 다를 바가 없는 것이다.

앞서 보여드린 양파의 접지 실험에서 접지되지 않은 양파는 불과 1~3주 만에 몸통 자체가 깨지고 무너져 내리는 것은 물론 그 양파가 담긴 물은 완전히 썩어버리는 그런 상황을 보여줬지만, 접지가 된 양파는 원래의 깨끗하고 건강한 모습을 그대로 유지했고, 동 양파가 담긴 접지된 물은 깨끗한 상태를 유지하면서 건강한 뿌리들까지 5~6가닥 내리고 있었다.

또 저자가 보여드린 금붕어의 접지 실험에서 처음 5일간 먹이를 주지 않은 상태의 접지되지 않은 금붕어들은 현저하게 역동성이 떨어지고 배설 활동도 거의 하지 않은 반면, 접지된 수조의 금붕어들은 맹렬한 역동성을 보였음은 물론 배설 활동도 왕성하게 하여 수조 바닥에 배설물이 새까맣게 쌓였다. 바로 접지된 금붕어들의 생명력과 그 역동성이 접지되지 않은 금붕어들보다 현저하게 높다는 사실의 확인이다.

그렇다면 우리 현대인들의 모습은 위 2개 양파나 2그룹의 금붕어들에 비교할 때 어느 쪽에 가까운 모습이라 하겠는가? 우리 현대인들이 병들고 나이 들면서 몸이 무너져 내리는 상황이나 나이가 들어가며 생리적 활동이 현저히 떨어지는 모습들이 마치 접지되지 않은 양파의 일생이나 접지되지 않은 금붕어들의 모습을 닮았다 생각이 되지 않는가?

여기서 우리는 근본적인 해법이 무엇인지를 다시 한번 미루어 확인하게 되는 것이다. 바로 조물주가 설계해주신 대로 지금이라도 맨발로 걷고 접지하는 생활로 돌아감으로써 마치 접지된 양파나 접지된 금붕어들이 건강한 모습과 왕성한 활동력을 유지하듯이, 또 땅속에 깊이 뿌리를 내린 나무들이 건강하게 생장하듯이, 맨발로 걷거나 접지된 삶의 모습으로, 그런 인간 삶의 원형으로 돌아가야 한다.

그래야 오늘날 우리를 절망케 하는 수많은 현대 문명병들로부터 자유로워질 수 있다. 또 우리의 면역력이 강해져 지금의 코로나19와 같은 그런 전염성 감염병으로부터도 강하게 이겨 나갈 수 있는 원천적인 힘이 생길 것이다.

지금 코로나19가 우리에게 주고 있는 엄중한 교훈이다.

❷
맨발걷기는 코로나19를 이기는
강력한 면역력 생성의 원천

　지난 2021년 설날은 정부의 5인 이상 집합 금지의 방침 때문에 가족들이 만나지도 못하고, 차례도 따로 지내야 하는 참 이상한 세상이 되었다. 코로나19라는 이 전대미문의 바이러스 때문이다.

　하지만 실제는 바이러스 자체보다는 그에 대한 면역력을 키우지 못한 우리네들의 접지 차단의 삶의 방식 때문임을 누누이 설명해 왔다. 땅과의 접지가 차단된 채 살아가며 과거 맨발로 살며 지녔던 원래 조물주가 부여해주신 자연 그대로의 강력한 면역력을 상실했기 때문이다. 마치 야생에서 접지하고 살며 샛노란 계란을 낳던 튼실하던 토종닭이 어느 날부터 접지가 차단된 닭장에서 살게 되면서 희끄무레한 계란을 낳으며 꾸벅꾸벅 조는 병든 양계닭으로 살아가듯 말이다.

저자와 '맨발걷기 시민운동본부' 회원들이 한겨울의 혹한에도 조금도 굴하지 않고, 전국의 산과 들을 또 학교 운동장 등을 열심히 맨발로 걸어온 이유는 바로 우리 몸의 면역력을 키워 그 어떠한 상황에도 강건한 체력으로 이겨 나가기 위함이었다. 그리고 마치 토종닭처럼 그 어떠한 질병에도 이기며 진정 질병의 고통 없는 건강한 삶을 살아가기 위함이다. 당연히 맨발로 걷는 그 자체의 기쁨과 희열역시 그 무엇보다 강렬하다.

지난 2020년 2월 8일 자 연합뉴스 〈국내 신종코로나 환자 어떻게 완치됐나?〉 보도에서 국립중앙의료원 신영식 센터장은 "치료제가 없는데 어떻게 좋아졌느냐고 하면, 자연적으로 치료된 것." 즉 '우리 몸에 갖춰진 면역시스템이 작동해 저절로 치료됐다'는 뜻으로 설명하며, "약이 없는 일반 감기 코스와 비슷하게, 건강한 성인이라면 바이러스에 감염되더라도 우리 몸의 면역체계가 작동해 짧게는 10일에서 길게는 3주(21일) 안에 항체가 생겨 저절로 좋아지고, 균이 없어져 열도 떨어지고, 그래서 낫는 것."이라고 하였다. 다만 "신종 코로나 바이러스는 신종 감염병이다 보니 항체가 생기는 데 기존보다 시간이 더 걸린 것."이라고 신 센터장은 덧붙였다.

그리고 그 1년 후인 지난 2021년 2월 1일 자 연합뉴스는 〈코로나19 중화항체 발현 가능한 면역세포 대다수 정상인 이미 보유〉라는 보도에서 "서울대병원 오명돈·박완범 교수 연구팀은 코로나19 환자 16명 중 13명에서, 코로나19에 감염되지 않은 정상인 10명 중 6명에서 이 면역세포가 확인되었다. 즉 대다수 정상인도 이미 코로나 중화항체를 만들 수 있는 준비가 돼 있어 감염 초기부터 중화항체를 만들 수 있다는 것이다."라고 보도하였다.

위 신영식 센터장이나 오명돈·박완범 교수팀의 주장들은 우리 몸의 면역체계가 원래부터 존재한다는 사실을 이름이고, 그러한 사실은 평소 건강관리를 잘하는 사람들의 경우 그렇지 않은 사람보다 면역력이 더 강할 것이라는 사실을 시사한다. 또한 그중에서도 맨발로 걷는 우리들의 경우는 면역력에 관한 한 최고의 수준에 올라서 있다고 감히 말씀드릴 수 있지 않을까 싶다.

실제로 저자 자신이 과거 몸이 약하고 면역력이 약해서 수시로 감기에 걸렸고 감기 걸린 사람이 지나만 가도 옮겨붙었었는데, 맨발로 걷기 시작한 이후 감기는 이제 거의 걸리지 않는다는 사실과도 같은 맥락이다. 최근 저자의 집 주변에 심한 독감이 걸린 분이 있어, 혹시 지나는 길에 옮겨붙을까 걱정을 하기도 했지만, 그 역시 일단 지나갔다. 그리고 저자의 안사람도 한 일주일째 감기로 콜록거리며 콧물로 고생을 하고 있어, 저자도 간혹 몸이 저리는 느낌을 받곤 한다. 하지만 저자는 그런 느낌이 올 때마다 즉시 집 밖으로 나와 맨발로 맨땅을 걷기 시작하고 맨발로 맨땅을 밟는 순간 그 모든 감기의 바이러스나 몸의 찌뿌둥한 느낌이 순식간에 사라짐을 느끼게 된다.

바로 맨발걷기의 직접적인 면역력 강화 효과 때문이다. 다시 말해 잘 알려진 맨발걷기의 감기 예방 효과인 것이다. 그래서 맨발걷기 치유의 효과는 즉각적이고 강력하다고 하겠다.

우리가 맨발로 땅을 밟는 순간 우리의 몸은 즉각적인 면역체계의 강화 시스템으로 돌입하기 때문이다. 어쩌면 위 신영식 센터장이나 오명돈·박완범 교수팀도 미처 인지하지 못하는 우리만의 맨발걷기와 접지에 따른 면역체계를 우리는 형성하고 있기 때문이다.

즉 우리가 땅을 밟는 순간, 땅 위에 있는 돌멩이, 나무뿌리, 나뭇가지 등 천연의 질료들이 우리들의 발바닥을 자극한다. 그리고 발바닥에 있는 온몸의 장기의 지압점을 지압해 준다. 그리고 그것은 바로 장기들의 혈액순환이 왕성해짐을 의미하는 것이고, 따라서 그 장기들이 활발하게 작동하기 시작하면서 외부 바이러스의 침입으로부터 자신을 방어할 힘이 생긴다는 뜻이 되겠다. 덧붙여 바이러스의 우리 몸안 침입의 여지는 그만큼 줄어든다고 하겠다.

또한 발바닥의 아치가 작동하면서 발바닥의 혈액 펌핑 기능이 작동하기 시작한다. 소위 말하는 제2의 심장 기능이다. 그래서 맨발로 걷는 순간 발걸음마다 발등의 대동맥을 닫았다 열었다 하면서 혈액을 펌핑해 올려 발끝부터 머리끝까지 혈액순환이 왕성하게 흐르게 돕는다.

동시에 맨발의 접지효과를 통해 땅속의 자유전자가 몸안으로 올라와서 몸안의 독소이자 모든 질병의 90%의 원인을 제공하는 활성산소를 중화·소멸시킴으로써 암, 고혈압, 고혈당 등의 원인을 해소하는 항산화 작용을 할 뿐만 아니라, 적혈구의 제타전위를 높이고, 혈액의 점성을 낮추어 혈류의 속도를 2시간 사이 약 2.7배를 올려 천연의 혈액 희석작용을 한다는 실험 결과도 발표되어 있다.

이렇게 맨발걷기를 통해 지압 효과와 접지효과가 상승작용을 하면서, 면역력의 강화 시스템이 맹렬하게 작동하는 것이다. 그렇게 몸안의 독소가 다 해독되고, 혈액이 빨리 그리고 힘차게 돌아가면서 온몸의 면역체계가 강력하게 구축되어 나가는 가운데 감기 등의 바이러스의 침입 여지는 없어진다. 어떠한 바이러스든 자연스럽게 힘을 잃을 수밖에 없는 것이다.

거기에다 또 한 가지 엄청난 생리적 변화가 작동한다. 바로 우리가 맨발로 걸을 경우, 우리 몸의 에너지대사의 핵심 물질인 ATP(아데노신삼인산)의 생성이 촉진된다고 설명한바 그대로다. 땅속의 자유전자가 올라와 세포 속 미토콘드리아 발전소를 돌려 ATP 생성을 촉진하게 되고, 그에 따라 몸의 에너지가 활성화됨과 동시에 활력이 생기고, 동시에 항노화 기능이 작동하게 되는 것이다.

실제 맨발로 걷는 사람들이 동년배의 다른 사람들에 비해 더 젊어보이고 활기찬 이유가 무엇이겠는가? 바로 이 ATP 생성 효과의 덕분이라 하겠다.

앞서 나온 금붕어들의 접지 실험에서 접지된 금붕어들은 접지되지 않은 금붕어들에 비해 왕성하게 배설 활동을 보이고 있음은 물론 그 활기차고 쌩쌩한 모습이 현격하게 다른 것을 보면, 우리가 맨발로 걷고 접지함은 그러지 않는 사람들보다 훨씬 더 강력한 면역력과 함께 활기찬 삶을 영위할 수 있음을 위 금붕어들의 접지 실험으로도 뚜렷하게 확인한 것이다.

일본 아사히신문 보도에 따르면 중국에서 신종 코로나 바이러스에 감염돼 사망한 사람은 노인에 집중되어 있다고 보도하였다. 지난 2020년 1월 30일까지 사망한 213명 중 지방 정부의 발표나 보도에서 공개된 사망자 54인의 연령 및 성별 정보를 아사히신문이 집계한 결과, 코로나19 사망자 평균 연령은 70세이며 65세 이상이 약 78%(42명)를 차지했다는 것이다. 이는 2020년 3월 28일 미국질병통제예방센터CDC의 코로나19 확진자 4,226명의 예후분석보고서에서 사망자 44명 중 65세 이상 고령자가 80%를 차지했다는 보고와도 일치한다.

바로 몸의 면역력이 약화된 노령층에 사망자가 집중되고 있음을 반증하는 것이다. 우리나라도 비슷한 상황이었다. 이는 몸의 면역력이 감기나 폐렴, 더 나아가 코로나19의 감염 여부를 좌우할 뿐만 아니라, 더 나아가 생사까지 좌우할 수 있다는 엄연한 증거가 되겠다. 우리가 왜 맨발로 걸어야 하는지를 다시 한번 웅변하는 사례라 하겠다.

그래서 우리는 맨발로 걸으며 강력한 면역력을 형성해야 한다.

이에 우리는 한겨울에도 하루도 빠짐없이 맨발로 걷자고 외쳐왔고, 또 많은 분이 동참해 주었다. 아울러 맨발로 걷다 보니 그동안 무심히 지나쳤던 아파트 옆 공원에 맨발로 걸을 수 있는 좋은 흙길이 있다고 반가워들 하였다. '맨발걷기 시민운동본부'가 서울 시내 아파트단지의 산책로나 인근 근린공원의 시멘트로 덮인 보행로들을 흙길로 바꾸자고 외치는 바로 그 이유이기도 하다.

이렇게 우리는 겨울 내내 맨발로 걸으며 면역력을 듬뿍 올린 상태에서 건강하고 행복한 겨울나기를 하고 있다. 당연히 암이나 심혈관질환, 고혈압, 고혈당 등 비전염성 만성병에 강한 내성과 예방, 치유의 힘을 키워 왔을 뿐만 아니라 감기와 폐렴, 코로나19 등 전염성 질환에서도 즉각적인 예방과 강력한 치유의 면역력을 키워왔다.

맨발걷기는 암, 고혈압, 고혈당 등 비감염성 질환에서는 물론 감기나 독감, 폐렴, 코로나19 등 바이러스성 감염성 질환도 이겨낼 수 있는 강력한 면역력 생성의 원천이다.

3

맨발걷기는 코로나19 좌절은 물론 어떠한 역경도 극복하게 한다

　2020년 이후 우리는 코로나19라는 전 세계적인 감염병 팬데믹 때문에 전에 없던 어려움을 겪고 있다. 전 세계가 본연의 정상적인 활동을 멈춘 상태에서 모든 경제, 사회활동들이 제약을 받고 있고, 개인적인 활동이나 여행 등도 할 수 없거나 중단된 그런 어려운 시대를 살아가고 있다.

　이러한 생활이 벌써 1년 반 이상을 지나고 있고 어쩌면 앞으로도 상당 시간 계속될 개연성이 있다. 그 과정에 많은 분이 코로나19에 감염되어 고통도 겪었고, 실제 완치된 이후에도 여러 가지 정신적, 신체적 후유증을 겪고 있는 것을 언론을 통해 듣고 있다.

　또한 이 코로나 시대에 우리의 주변에는 각자의 생업에 문제가 생겨 심각한 좌절을 겪고 있는 분들도 많은 것으로 알고 있다. 특히 음식점이나 기타 자영업을 하시는 소상공인들이 그러하겠다. 사회적 거리두기가 간헐적으로 지속되면서 사실상 강제로 영업을 중단해야 하는 많은 분이 큰 고초들을 겪고 있는 것으로 알고 있다.

그리고 세계 각국을 돌면서 해외 사업을 하시는 분들의 경우에도 해외여행 제한이나 입국 후 2주간 자가격리 등 조치 때문에 아예 해외여행 자체가 중단되면서, 수십 년간 해오던 사업에 심각한 어려움을 겪거나 아예 일을 접어야 하는 경우도 적지 않다.

결국 그렇게 생계에 직접적인 영향을 받는 모든 분이 겪는 좌절과 고초는 당해보지 않은 사람은 가히 상상도 할 수 없는 고통과 시련의 시간이라 믿어진다. 결국 지금의 시대는 많은 분에게 혼돈과 좌절, 격변의 시대다.

이제까지 우리는 맨발걷기를 통해 질병의 고통 없는 건강사회를 구현하자고 외쳐 왔다. 그리고 맨발로 걸음으로써 가지고 있던 질병을 치유하고, 앞으로 나이가 들어가며 닥칠 수 있는 여러 가지 질병들을 예방하며 건강하고 행복한 삶을 살아가자고 말이다.

맨발걷기가 이 시대, 특히 코로나19와 같은 심각한 감염병을 극복할 수 있는 최선의 건강증진법이라는 것을 우리 자신이 계속해서 확인해왔고 또 그래서 그것을 강조하면서 많은 사람에게 동참할 것을 권유하고 있다.

그런데 실제 맨발걷기는 단순한 건강증진 운동을 넘어서는 지치고 힘든 삶에 용기와 힘을 주는 그런 근원적인 삶의 방식이다. 어떻게 보면 우리가 살아가면서 항상 평온하고 또 아무런 문제가 없는 그런 무풍의 삶은 거의 없다. 누구나 한두 번씩은 커다란 굴곡과 시련을 겪게 되고 견디기 어려운 고통의 시간을 갖는 경우도 많다.

저자 역시 마찬가지다. 최근에 저자의 유튜브 '박동창의 맨발강의'를 녹화하면서 지나온 삶의 과정, 특히 금융인에서 맨발인으로 변신하는 과정을 반추하다 보니, 참으로 어려운 좌절의 시간을 이겨왔다는 생각이 들었다. 어쩌면 평탄한 삶을 살아가는 분들께서는 상상하기도 어려운 인고의 시간을 넘어오지 않았나 하는 그런 생각이 든다.

특히 지난 2001년 저자가 맨발로 걷는 계기가 되었던, 폴란드 시절 은행을 성공적으로 성장시킨 후 매각하는 과정에서 겪었던 그 어려움은 참으로 매우 험난한 과정이었다. 현지 은행을 매각하고 나오는 과정에 현지인들이 파 놓은 함정에 꼼짝없이 빠지게 된 것이었다. 그러나 저자는 어떠한 경우도 불의와는 타협할 수 없다는 확고한 신념을 가지고 있었기 때문에 끝까지 진실을 밝히겠다고 결심하였다. 그것이 저자에게 모든 권한을 위임한 주주와 은행의 수많은 고객에 대한 최소한의 도리라고 생각하였다. 그때부터 참으로 어려운 시련의 시간에 맞닥뜨리게 되었다. 그들은 그 나라의 일부 권력자들과 손잡고, 돈 벌어 나가는 외국인들은 좀 괴롭혀도 좋다는 합의를 이룬 듯 보였다. 그 국가의 일부 권력기관도 그들의 편인 듯하였다.

그러한 중과부적의 상황에서 그들과 맞서기 위해, 그들을 검찰에 고발하고 수많은 증거를 찾아 제출했다. 그러나 그러한 명백한 증거들이 지속해서 무시되고 외면되는 부당한 절차들이 진행되었지만, 실망하지 않고, 그들이 어떤 경우에도 부인할 수 없는 명명백백한 증거를 찾아내기 위해 동분서주하였다. 결국 특정일에 저자의 은행에 동 거짓 문서를 전달하였다는 사람이 그날 바르샤바에 있지 않았을 수도 있었으리라는 추정에 이르렀고, 그러한 가능성에 희망을 걸고 이동통신사 기지국에 당일 그의 통화내용의 증거기록을 신청하고, 확보하였다. 그랬더니 드디어 그 사람이 해당일 전일 바르샤바를 떠나 300여 ㎞가 넘는 그단스크로 이동하는 과정이 그의 통화기록에 나타난 기지국들의 위치로 명백하게 드러났고, 그 명명백백한 증거를 확보하게 되었다.

결국 그날 그 사람이 바르샤바에 없었다는 명백한 사실을 마침내 밝혀냄으로써, 길고 긴 증거 확보의 시간이 끝나고 그들의 불법을 최종 입증하기에 이르렀다. 그 험난한 증거 확보의 과정에 5년의 세월이 소요되었고, 그 이후에도 귀국 후 서울에서 폴란드 현지의 법정 공방을 현지 변호사를 통해 이어가며 도합 10여 년을 싸워내었다. 그 참담하게 어려운 10년 동안 만약에 저자가 맨발로 걷지 않았더라면, 저자는 좌절하고 말았을 것이고 또 포기하고 말았을 것이다.

폴란드에서부터 맨발로 숲길을 걸었기에 지칠 줄 모르는 증거 확보의 지난한 싸움을 이끌어 나갈 수 있었고, 끝내는 승리한다는 불퇴전의 각오를 다질 수 있었다.

결국은 그들을 물리쳤다. 그리고 10년을 끈 오랜 싸움의 대미를 완승으로 장식하면서, 현지에 묶어 두고 나온 돈 1천만 불도 마침내 찾아와 한국의 대주주에게 넘겨드릴 수 있었다. 맨발걷기가 있었기에, 과거 공산당 세력들이 여전히 장악하고 있던 한 나라의 일부 권력 기관들과 맞서 외국인인 저자가 천신만고 끝에 마침내 이겨냈던 것이다.

그 이후 서울에 들어와서도 유사한 일이 반복되었다. 서울에서도 또다시 일부의 부당한 상황과 상대들에 맞서 싸우는 그런 지난한 시간이 계속되었다. 어쩌면 조용히 고개 숙이고 지나갔더라면 그냥 아무 문제 없이 편안하게 살 수도 있었다. 그러나 불의를 보고 그를 그냥 지나칠 수 없었고, 또다시 힘겨운 싸움을 해야 했다. 5년에 걸친 또 하나의 싸움이었다. 너무나도 명백한 사실도 전혀 다른 관점에서 위법이라고 주장하는 일단의 세력에 맞서는 험난한 과정을 혼자서 감당하다 보니 또 다른 힘든 싸움의 연속이 되었다.

전에는 외국에서의 싸움이었지만, 이번에는 우리나라의 대명천지에서 또 다른 고난의 시기를 견뎌야 했다. 결국 그 긴 싸움에서도 최소한의 명예는 회복했지만, 법을 다루는 사람들이 꼭 정의의 편에만 서는 것이 아니라는 뼈저린 경험을 하게 되었다. 그리고 그 과정의 또 다른 5년이라는 기나긴 인고와 역경의 시간을 이겨낼 수 있었던 것 역시 오로지 맨발걷기 때문이었다.

결국 맨발걷기는 단순히 질병의 고통을 이겨 나가는 건강증진의 길일뿐만 아니라 그를 넘어서서 여러 인생길에서 부딪히는 각종 시련들을 극복하는 힘과 용기를 불어넣어 주는 경이로운 위로의 힘인 것이다. 그것은 조물주가 내리는 또 다른 축복이다.

만약 지금 독자 여러분들 중 누군가가 혹시 코로나19로, 또 그 이외의 여러 개별적인 부당한 상황들로 힘든 고통을 겪고 있다면, 또 좌절의 고통 속에 빠져 계신다면, 주저 없이 숲길에 맨발로 나서시라. 그리고 맨발로 걸으시라.

그러면 여러분들도 그 어려움을 이겨낼 힘과 용기를 얻게 될 것이다. 바로 어머니 대지가, 우리의 조물주가 여러분들 편이 되어 여러분들에게 새로운 위기 극복의 통찰력과 함께 힘과 자신감을 심어 주시게 될 것이다.

④
맨발걷기 혁명을 위한 사회적 인프라의 구축: K-헬스 모델의 구현

　본서에서 저자는 현대인들의 접지 차단이 가져온 면역력의 저하가 오늘날 우리가 고통을 겪고 있는 코로나19의 근원적인 원인이라고 적시하였다.

　그 근거는 지난 2010년도 미국의 전기기술자 클린트 오버와 심장의학자 스티븐 시나트라 박사 등이 밝힌 접지 이론과 그 임상적 실험사례 등에 근거한다. 부도체의 신발을 신었을 때 우리 몸의 전압이 200~600㎷에 달하나, 신발을 벗고 땅과 접지를 하면, 그 순간 우리 몸의 전압은 0V로 떨어진다는 사실을 발견한 것이다. 바로 고무 밑창을 댄 신발을 신고 접지가 차단된 채 살아가는 우리 현대인들은 땅과의 전위차가 없는 0V가 아니라, 접지되지 않은 채 평균 200~600㎷의 전압 속에서 살아간다는 사실이다. 또 우리 현대인들이 접지되지 않은 채 과전압이 우리 몸속을 흐르고 있다는 사실이다.

반면, 세상의 모든 전기장치나 전기적 시스템은 모두 땅과 접지, 즉 어스earth되어야 설령 과전압이 흐르더라도 안정되게 운영될 수 있다는 사실을 우리는 학교 과학 시간에 다 배웠다. 모든 공장 역시 모두 다 마찬가지다. 불시에 기계 장치들이, 또 공장이 과전압 등으로 멈추어 서는 것을 방지하기 위함이다.

그런데 세상의 그 어느 전기장치보다 더 정밀한 전기적 장치인 인간의 몸은 현대에 들어, 위와 같은 합성소재의 부도체 신발을 신고 살게 되면서, 접지되지 않은 상태에서, 즉 접지가 차단된 상태에서 살아가게 되었다. 그러면서 과거에 없던 각종 비전염성 만성질병들로 고통받게 되었고, 최근에는 코로나19라는 전무후무한 감염병으로 전 세계가 멈추어 서게 되었다.

그 모든 참사가 바로 우리 현대인들의 접지 차단에서 비롯된 현상들이라 할 것이다. 이에 이제까지 본서에서 이야기해온 우리 현대인들의 접지 차단으로 초래된 구체적인 생리적 현상과 그 결과들을 아래에서 다시 한번 살펴본다.

첫째, 땅과의 접지가 차단된 삶을 살게 되면서, 땅속의 자유전자가 몸안으로 올라오지를 못해 매 순간 끊임없이 생성되는 활성산소가 중화, 배출되지 못하게 되었고, 그 결과 활성산소들이 몸안을 돌며 성한 세포를 공격하여 암을 일으키는 원인이 되고 있다. 또한 세포와 혈액 속의 지방이 활성산소의 작용으로 산화되어 과산화지질이 되며 이는 노화, 동맥경화증, 혈전증, 당뇨병 등의 원인이 된다.

둘째, 땅과의 접지가 차단되면서 땅속의 자유전자가 혈액 속으로 올라오지를 못해 적혈구의 표면전하가 올라가지를 못하고, 그래서 세포 간의 밀어내는 힘을 나타내는 단위인 제타전위가 낮아져 혈액이 끈적끈적해지고 엉키게 됨으로써 혈전의 원인이 된다. 그 결과는 '침묵의 살인자'로 불리는 각종 치명적인 심혈관질환, 뇌질환 등의 원인이 되는 것이다.

셋째, 땅속의 자유전자가 몸안으로 들어오지를 못해 우리 몸의 에너지대사의 핵심 물질인 ATP의 생성이 제한되어, 몸의 활력이 떨어지고 결과적으로 노화가 촉진되는 현상을 가져오게 된다.

넷째, 위와 같은 접지 차단으로 인해 스트레스 호르몬인 코르티솔 분비가 들쭉날쭉해지면서 불안, 초조, 과민 현상 등과 그로 인한 불면증 등이 만연하면서 각종 심인성 질환들로 인해 마약과 자살 충동 등 사회적 병리 현상까지 심화되고 있다.

결국 땅과의 접지의 차단은 정상적이고 건강한 활동을 위한 필수의 생리적 작용을 차단함으로써, 근원적인 면역력 저하의 초래와 함께 치명적인 질병들의 원인이 되고 있다. 그렇다면 오늘날 땅과의 접지의 회복을 통한 '맨발걷기 혁명'은 건강한 사회, 건강한 국가를 이루는 데 있어서 무엇보다 더 큰 우선순위가 부여되어야 할 것이라는 결론에 이른다.

하지만 우리의 현재 주변을 둘러보자. 집은 대부분 접지가 차단된 고층 아파트이고, 부도체인 운동화, 구두 등을 신고 출근을 하거나 학교에 가기 위해 집을 나선다. 아파트 등 주거단지의 모든 길은 또다시 부도체인 아스팔트나 시멘트로 포장되어 있고, 그를 지나 학교나 회사로 들어서면, 회사는 고층 건물에, 학교의 운동장은 상당 부분 인조 잔디나 아스콘 등 부도체의 물질로 뒤덮여 있다.

그 어디에도 우리가 땅과 접지하며 땅의 기운을 받아들일 수 있는 공간이 없을 뿐만 아니라, 실제 하루 종일 부도체의 신발을 신고 살기 때문에 24시간 접지가 차단된 환경에 모두가 내던져져 있는 것이다.

이에 포스트 코로나 시대 근원적인 면역력을 강화하고 국민이 질병의 고통이 없는 건강한 삶을 영위할 수 있도록 그들에게 언제든 신발을 벗고, 맨발로 땅과 접지할 수 있는 생활 및 주거환경을 조성하는 것이 시급한 과제로 등장하고 있어, 아래에 관련 정책 방향을 제시하고자 한다.

첫째, 아파트 등 집단 거주지의 산책로를 흙길로 변경, 조성하고, 단지별로 세족 시설을 의무화하여, 주민들이 언제든 신발을 벗고 맨발로 걷고 접지할 수 있는 건강한 주거환경을 조성함으로써 주민들의 건강한 삶을 고양시켜 나가면 좋겠다. 그리하여 우리나라의 전국 시도 군은 물론 전 세계에 건강한 주거환경의 롤 모델이 될 수 있는 K-주거환경의 길을 열어나갔으면 한다.

둘째, 거주지 주변의 근린공원이나 천변 보행로 등에 깔려있는 시멘트, 아스팔트, 우레탄 등을 걷어내고, 자연 그대로의 마사토, 황톳길 등을 깔고, 입·출구 등에 세족 시설을 하여, 주민들이 언제든 신발을 벗고, 맨발로 땅을 밟으며 산책하고 운동할 수 있도록 하여 건강한 주민 생활의 길을 열어나가도록 하면 좋겠다.

셋째, 전국의 초·중·고 및 대학교의 운동장에 깔려 있는 인조잔디나 우레탄 등을 걷어내고, 자연 친화적인 마사토나 황토를 깔아, 학생들이 언제든 맨발로 뛰어놀며 건강한 학교생활을 할 수 있도록 권장함으로써, 학습능률을 올리고 건전한 인성이 배양되도록 자연 친화적인 교육환경을 조성해 나가도록 하면 좋겠다.

넷째, 전국의 수많은 크고 작은 등산로와 숲길에 지난 수년 무차별적으로 깔아놓아 접지효과를 차단하고 있는 국적 불명의 야자매트들을 걷어내어, 숲길을 찾은 시민들이 편안하게 흙을 밟으며 건강한 삶을 영위할 수 있도록 시와 정부 차원에서 '야자매트 철거의 숲길 정화 운동'을 펼쳐 나가도록 하면 좋겠다.

끝으로, 다음 글에서 상술하듯, 헌법 제35조 제1항의 "모든 국민은 건강하고 쾌적한 환경에서 생활할 권리를 가지며 국가와 국민은 환경보존을 위하여 노력하여야 한다."는 모든 국민의 '건강권', '환경권' 조항에 근거하여, '일조권', '조망권' 등에 상응한 '접지권'의 입법화를 서둘러 줄 것을 정부 당국에 제안한다. 즉 기존의 주택단지나 도시공원은 물론 그들을 새로이 조성할 경우 동 주택단지나 도시공원 내 도로의 일정 비율은 반드시 흙길로 조성하고 세족 시설 건설을 의무화함으로써, 빠른 시간 내 우리 국민 전체의 맨발걷기 혁명을 이룸과 동시에 맨발걷기를 통한 K-헬스 모델의 법적, 제도적 근거를 마련하자는 것이다.

5

'접지권'이 헌법상 건강권,
환경권의 하나로 입법되어야 한다

　우리나라 헌법 제35조 제1항은 "모든 국민은 건강하고 쾌적한 환경에서 생활할 권리를 가지며 국가와 국민은 환경보존을 위하여 노력하여야 한다."라고 규정하고 있고, 제3항은 "국가는 주택개발정책 등을 통하여 모든 국민이 쾌적한 주거생활을 할 수 있도록 노력하여야 한다."고 규정하고 있다. 인간으로서의 존엄을 유지하기 위한 기본권 중의 하나로 '건강권', '환경권', '쾌적한 주거생활권' 등을 천명하고 있다.

　위 헌법 조항에 따라 모든 국민은 일상의 주거환경에서 햇빛을 받으며 살 수 있는 일조권, 바다나 강, 아름다운 경관 등을 바라보며 살 수 있는 조망권과 마찬가지로 일상에서 건강한 흙길을 맨발로 밟음으로써 땅속으로부터 무궁무진한 자유전자를 공급받아 건강하고 쾌적한 생활을 영위할 수 있는 권리가 있다. 그리고 국가는 그를 보장할 수 있는 법적, 제도적 장치와 인프라를 조성해야 할 근원적 책무가 있다. 제2항이 "환경권의 내용과 행사에 관하여는 법률로 정한다."고 규정하고 있음이 그를 증거한다.

일조권과 관련된 현행 법령으로는 건축법 제53조, 건축법시행령 제86조, 서울특별시 건축조례 제60조 등이 있고, 대법원은 "건축법 등 관계 법령에 일조방해에 관한 직접적인 단속법규가 있다면… 구체적인 경우에 있어서는 어떠한 건물신축이 건축 당시의 공법적 규제에 형식적으로 적합하다고 하더라도 현실적인 일조방해의 정도가 현저하게 커 사회 통념상 수인한도를 넘은 경우에는 위법행위로 평가될 수 있다(대법원 1999. 1. 26. 선고 98다23850 판결)."고 판시하여 사법상 일조권 침해 여부는 공법적 규제의 적합 여부와 상관없이 판단하고 있는 것으로 보고 있다. 여기서 일조권이란 햇빛을 받아 쬘 수 있도록 법률상 보호하는 권리를 말한다. 생활을 하는 데 햇빛을 받아야 하는 것은 인체의 발육을 위해서나 건강관리를 위하여, 또는 정신건강을 위해서도 매우 중요한 일이 아닐 수 없기 때문이다.

조망권도 마찬가지다. 조망권이란 특정한 위치에서 바라볼 때 보이는 바다나, 강, 산 등 자연경관이나 역사 유적, 문화유산 등 특별한 경관을 볼 수 있는 권리를 말한다. 대부분은 건물과 관련되어 있어서 좁은 의미로 보면 건물 창문이나 베란다 등에서 경관을 볼 수 있는 권리로도 한정되고 있다. 수평 수직 시야의 범위 안에서 외부 공간, 특히 바다나 강, 산 등을 얼마나 조망할 수 있는지에 따라 주거환경, 건물 가격 등이 달라질 수 있기 때문이다.

같은 취지로 땅을 밟고 살 권리에 대해서도 생각해 보아야 할 때가 되었다. 땅을 맨발로 밟는 것, 즉 접지의 효과는 이제까지 저자가 누누이 설명해왔듯, '땅과의 접지는 치유한다'는 확고한 기본 명제가 있다. 우리가 맨발로 땅을 밟고 접지할 때 무궁무진하게 몸안으로 공급되는 음(-)전하를 띤 자유전자로 인해 우리 몸의 독소인 양(+)전하를 띤 활성산소를 중화시킴으로써 암이나 고혈압, 고혈당 등 여러 현대 문명병으로부터 우리를 자유롭게 해 줄 뿐만 아니라 혈액을 맑고 묽게 해 줌으로써 심혈관질환, 뇌질환 등으로부터도 자유로워질 수 있게 해 준다. 또한 에너지 대사의 핵심 물질인 ATP 생성을 촉진함으로써, 우리가 활기차게 살아갈 수 있도록 해줄 뿐만 아니라 항노화 효과까지 가져다주는 것이다. 거기에다가 사람들을 스트레스와 불안, 초조, 과민 현상으로부터 자유로워질 수 있도록 신경을 안정화하고, 염증과 통증을 치유하고 완화시키는 중요한 기능까지 한다.

결국 땅과의 접지는 땅속에 무궁무진하게 존재하는 생명의 자유전자를 통해 우리 인간의 생리적 시스템이 처음 조물주가 설계해 놓으신 대로 완벽하게 작동하도록 해 줄 뿐만 아니라 궁극에는 우리 인간이 가지고 있는 수많은 질병의 고통으로부터 우리 인간을 근원적으로 자유로워질 수 있도록 해주는 것이다. 그래서 땅을 맨발로 밟고 접지함은 조물주가 우리에게 부여하는 축복이자 마치 숨겨진

보물 지도와 같다.

그런데 지금 우리의 현실은 그렇지를 못하다. 우리가 살고 있는 대부분의 아파트 단지의 도로들은 물론 주변의 도시공원, 근린공원 내 도로들 역시 거의 대부분 부도체인 아스팔트나 시멘트, 우레탄, 야자매트 등이 깔려 있어 그 어디에도 맨발로 걸으며 건강하게 접지하며 살 수 있는 환경이 마련되어 있지 않다. 한마디로 쾌적한 주거생활을 위한 부대시설로서의 단지 내 도로나 인근 도시공원, 근린공원의 도로들이 헌법상 인정된 국민의 건강권, 환경권으로서의 접지권이라는 기본권을 전혀 충족시키지 못하고 있는 것이다.

이에 일상에서 땅과 접지하는 생활을 가능케 함으로써 국민이 헌법상 보장된 건강권, 환경권, 쾌적한 주거생활권으로서의 '접지권'을 누리며 살 수 있도록 국가는 그를 입법적, 행정적으로 보장하는 조치를 해 주어야 할 것이다. 그를 위해 저자의 '맨발걷기 시민운동본부'는 그동안 많은 노력을 기울여 왔고 앞으로도 기울여 갈 것이다. 청계천 물길을 따라 조성되어 있는 양쪽 시멘트 보행로의 한쪽을 걸어내고 흙길로 만들어 모든 시민이 서울의 한복판에서 맨발로 걸으며 건강한 삶을 누릴 수 있도록 하자는 운동을 해 왔고, 구의동 어린이대공원의 현재 약 3.0㎞의 시멘트로 포장된 둘레길이나, 약 3.5㎞의 남산 둘레길의 우레탄 등으로 포장된 보행로를 일부라도 흙길로 만들기 위해 나름의 노력을 기울이고 있다.

또 최근에는 탄천길 연결공사 구간의 시멘트길 옆에 갈대숲 등을 조성하기 위해 준비한 공지를 맨발로 걷는 흙길로 만들어 달라는 제안을 서울시에 올렸다. 그를 계기로 개포공원길, 율현공원길, 대청공원길의 야자매트나 우레탄 등의 포설을 걷어내거나 진행 중인 공사를 중단하고 흙길로 조성해달라는 주민들의 청원들이 봇물 터지듯 서울시 제안페이지에 올라오고 있고, 많은 사람이 '공감'의 표시로 응원하고 힘을 모아가고 있다.

좀 더 근본적으로는 우리 시민들, 국민 다수가 거주하고 있는 주요한 주거단지인 각 시, 도, 군의 아파트 단지 내에 조성된 시멘트, 아스팔트, 우레탄 등으로 깔린 보행로들과 주변 근린공원의 산책로들의 일부를 흙길, 황톳길로 바꾸고 곳곳에 세족 시설을 해 놓는다면, 모든 주민이 언제든지 일상에서 신발을 벗고 맨발로 걸으면서 건강한 삶을 이루어 나갈 것이라는 확신을 갖게 되었다.

이에 우선 서울시 의회에 관련 정책 제안을 하고 있다. 첫째, 아파트 등 집단 거주지의 산책로를 흙길로 변경, 조성하고, 세족 시설을 의무화하여, 시민들의 건강한 주거환경을 조성해 나가도록 정책을 만들어 주기 바란다. 둘째, 거주지 주변의 근린공원이나 천변 보행로 등에 깔린 시멘트, 아스팔트, 우레탄 등을 걷어내고, 자연 그대로의 마사토, 황톳길 등을 깔아, 주민들이 언제든 신발을 벗고, 맨발로 땅을 밟으며 산책하고 운동할 수 있도록 하는 건강한 근린 생활환경을 만들어 주기 바란다. 셋째, 크고 작은 등산로와 숲길을 찾은 시민들이 편안하게 흙을 밟으며 건강한 삶을 영위할 수 있도록 동 숲길에 깔린 야자매트들을 철거해 주기 바란다.

만약 위와 같은 정책 내용이 서울시의 시정에 반영이 되어, 우리의 각 아파트 단지 내 보행로들이 흙길로 바뀌고 인근 근린공원 역시 보석 같은 흙길로 재단장된다면, 주민들이 항시 맨발로 걷고 접지할 수 있는 친환경적, 친자연적 생활환경이 조성될 것이고, 그러한 명품 흙길 보행로와 세족 시설을 갖춘 아파트 단지는 주민들의 건강한 삶이 보장되는 진정한 가치로 승화될 것이다.

한편 위 헌법 제35조 제2항은 "환경권의 내용과 행사에 관하여는 법률로 정한다."고 규정하고 있다. 따라서 환경권에 따른 접지권의 내용과 행사를 위한 근거 법률조항 등을 신설하기 위하여 저자의 '맨발걷기 시민운동본부'는 위 헌법상 조항들을 근거로 국회에 '접지권'의 입법 청원을 준비하고 있다.

그렇게 접지권이 입법화되고 관련 정책들이 구체화된다면, 우리나라는 세계 최초로 '접지권Right of Earthing'이라는 법적 권리개념이 도입되고, 그 결과 국민들이 일상에서 맨발로 흙길을 밟으며 건강하게 살아가는 에덴동산 같은 이상적인 세상이 될 것이다.

6
WHO의 '걷기운동' 정책은
'맨발걷기운동' 정책으로 전환해야 한다

세계보건기구WHO는 2002년 세계 보건의 날을 맞아 '개인과 사회의 건강과 웰빙을 위한 운동 권고안'을 발표한 바 있다. 그 권고안에서 세계보건기구는 하루 30분의 걷기나 자전거 타기를 규칙적으로 하도록 권장하면서, "매일매일 30분 걷기운동의 결과는 육체적, 정신적 건강을 증진시키고, 심장마비나 당뇨, 비만 등 운동 부족에서 비롯되는 성인병과 고혈압 등의 혈압 관련 질병 및 스트레스, 불안, 의기소침, 외로움 등 앉아서 일하는 생활에서 오는 각종 정신적 장애들을 50% 정도는 감소시킨다."고 하였다.

또 지난 2004년 5월에는 '만병의 공적, 비만을 퇴치하자'라는 슬로건 아래 비만 극복을 위한 전 세계 공통의 다이어트와 운동에 관한 지침까지 제정, 발표하였다. 전 세계에 걸친 비만의 확산이 전염병이나 성인병만큼 인류의 건강에 심각한 영향을 미치고 있다고 판단한 것이다.

세계보건기구는 과체중이나 비만이 당뇨병, 심혈관질환, 암 등 만성질병들을 초래하는 중대한 위험 요인으로 보고 있다. 한때 고소득 국가만의 현상으로 보았던 과체중이나 비만이 이제는 저소득이나 중간소득 국가의, 특히 도시환경에서 급증하고 있음까지 주목하고 있다.

이러한 문제들을 해결하기 위해 세계보건기구는 2018년 6월 '세계보건기구의 2018-2030 전 세계 운동 증진계획' 아래 'ACTIVE'라는 명칭의 비전염성 질병들을 줄이기 위한 '운동 증진 프로그램'의 시행을 각국에 권장하고 있다.

그 4가지 주요 내용은 "①운동하는(active) 사회- 사회의 규범을 운동 중심으로 바꿀 수 있는 소통과 인력의 확보를 추진하고, ②운동하는(active) 환경- 걷기, 사이클링과 다른 신체적 활동을 증진할 수 있는 안전하고 잘 관리되는 사회기반시설과 공공장소를 확충하고, ③운동하는(active) 사람- 모든 나이와 체력의 사람들이 함께 정기적으로 신체 운동을 할 수 있도록 기회와 프로그램 그리고 다양한 체제를 확보하고, ④운동하는(active) 제도- 효율적인 실행을 지원하기 위한 리더십, 지도체제, 다양한 동반관계, 인력, 조사, 변호와 정보시스템을 강화한다."로 구성되어 있다.

동시에 WHO는 운동 증진 프로그램의 일환으로 2018년도에 ①

건강한 삶의 방식 고취, ② 모든 사람의 건강의 중요성 옹호, ③ 국제 및 지역의 건강개발기구들을 상호 연계하는 등의 목적을 달성하기 위해 '걸으며 얘기하기The Walk the Talk' 프로그램을 도입하였고, 지난 2019년 5월의 제2차 제네바 행사 이후 9월 22일에는 뉴욕의 센트럴 파크에서 수천 명의 일반인들을 초청한 가운데 걷기 행사를 열었다. 물론 신발 신고 걷는 행사이다.

그리고 2020년도에는 코로나19 때문에 제3차 '걸으며 얘기하기' 행사를 온라인으로 전환하고 그 명칭 자체를 '글로벌 걸으며 얘기하기Global Walk the Talk, The Health for All Challenge' 행사로 전환하여 2020년 5월 16일, 17일 이틀에 걸쳐 개최하면서 전 세계인의 건강과 웰빙을 위한 글로벌 플랫폼으로 확대하였다. 세계 어느 곳에서 살든 그들의 집에서, 나라에서 온라인으로 '걷기, 조깅, 춤추기 등'으로 참여하는 방식이다. 그리고는 2023년까지 10억 명이 건강보험 혜택을 받고, 10억 명이 병원 응급조치의 혜택을 받고, 10억 명이 더 나은 건강과 웰빙의 혜택을 누리도록 한다는 '2023년까지 30억 건강목표'를 설정, 홍보하고 있다. 물론 그 역시 모두 신발을 신고 참여하는 방식이다.

그런데 문제는 위와 같은 WHO의 인식과 '걷기 중심 운동처방'의 대책의 정합성의 여부에 있다. 즉 오늘날 현대인들의 급증하는 만성질병, 즉 소위 현대 문명병들의 원인이 단순히 운동 부족으로 인해 과체중, 비만이 초래되고 그로 인해 암, 당뇨병, 심혈관질환 등의 만성질병이 초래되었느냐 하는 것이다. 만약에 그러한 원인과 결과의 인과관계가 명백하다면, 해당 원인인 비만을 해결하면, 결과, 즉 암, 당뇨병, 심혈관질환 등이 즉각 개선될 수 있어야 할 것이다.

하지만 과체중이나 비만이 만성질병을 초래하는 한 원인임은 부인할 수 없지만, 과체중이나 비만이 아닌데도 불구하고, 암, 당뇨, 심혈관질환 등 수많은 현대 문명병으로 고생하고, 이른 나이에 사망하는 경우가 허다함을 우리는 늘 주위에서 보고 있다. 이는 과체중과 비만이 바로 그들 현대 문명병의 직접적인 원인이라고 단정하기에는 논리적인 무리가 있고, 실제 과체중, 비만이 해결되더라도 암, 당뇨, 심혈관질환 등 현대 문명병은 여전히 우리 인류의 건강을 위협하는 존재로 남을 것이라는 것이다.

본서에서 저자가 누누이 밝혀 왔듯, 현대 문명병은 19세기 이후 현대에 와서 절연체인 합성소재 고무 밑창을 댄 구두 등 신발을 신으면서 비롯되었다. 몸속에서 지속적으로 생성되는 활성산소들이 맨발과 땅의 접지를 통해 몸안으로 들어오는 자유전자들과 만나 중화되고 소멸되어야 하는데, 동 자유전자의 유입이 부도체인 신발로 인해 차단되면서 수많은 현대 문명병들이 생겨났기 때문이다.

두산백과 역시 "현대인의 질병 중 약 90%가 활성산소와 관련이 있다고 알려져 있으며, 구체적으로 그러한 질병에는 암 · 동맥경화증 · 당뇨병 · 뇌졸중 · 심근경색증 · 간염 · 신장염 · 아토피 · 파킨슨병, 자외선과 방사선에 의한 질병 등이 있다. 따라서 이러한 질병에 걸리지 않으려면 몸속의 활성산소를 없애주면 된다."고 정의하고 있다.

그렇다면 그 원인인 활성산소를 중화, 소멸시키지 아니하고, 단순한 운동 부족을 해소하기 위해 신발을 신고하는 걷기운동을 장려하는 것만을 능사로 보는 위 WHO의 대책이 과연 옳으냐 하는 의문을 제기하지 아니할 수 없다. 더더욱 신발을 신고하는 걷기운동은 그 운동의 강도에 따라 활성산소를 추가로 생성하기까지 하기 때문이다. 동 사실은 KBS 생로병사 취재진이 2012년에 펴낸《암중모색, 암을 이긴 사람들의 비밀》이라는 책에서 "격렬하고 강도 높은 운동은 몸안의 활성산소를 증가시켜 암을 불러올 수도 있다. … 활성산소가 필요 이상으로 많아지면 지질과 결합해 정상세포를 공격하고 DNA까지 손상시킨다. 활성산소에 손상된 세포는 돌연변이 세포로 자라나고 결국은 암을 비롯한 각종 질병을 일으키게 된다."고 서술하고 있음과도 일치한다.

따라서 이제 우리나라 보건당국은 물론 WHO에게도 하루빨리 우리의 맨발걷기의 이론과 치유사례들이 보고되고, 그를 통해 그들이 가진 인과관계의 오류를 바로잡아야 한다는 당위에 이른다. 아울러 그렇게 맨발걷기의 중요성을 확인하고 인식시킴으로써, 국내 보건당국은 물론 세계보건기구가 지금의 신발을 신고하는 '걷기 운동'이 아닌 '맨발걷기 운동'을 전 세계인에게 권고해야 한다.

아울러 지금 저자의 '맨발걷기 시민운동본부'가 추진하는 '접지권 Right of Earthing'의 입법화를 통해 아파트 등 주거단지와 인근 도시공원, 강변 보행로의 일정 비율을 반드시 흙길로 조성하고 세족 시설을 건설토록 하는 등 조치를 세계보건기구가 세계 각국 정부에 권고함으

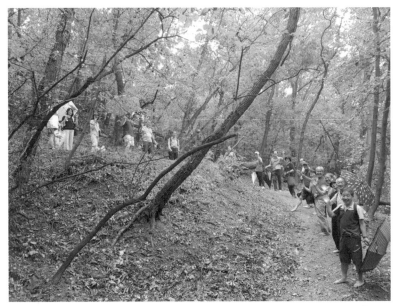

| 그림 37 | 맨발로 흙길을 걷는 건강함과 행복이 전 국민, 전 세상으로 널리 퍼지기를 바라며

로써, 전 세계인들의 맨발걷기가 장려되고, 관련 사회적 인프라의 구축이 각국 정부에 의해 시작되는 날이 하루빨리 왔으면 한다.

그렇게 해서 질병으로 고통받는 수많은 현대인이 우리와 같이 흙길을, 이 아름다운 대지를 맨발로 걸으며 무병장수의 건강한 세상을 구가할 수 있도록 다 같이 노력해 나가야 하겠다.

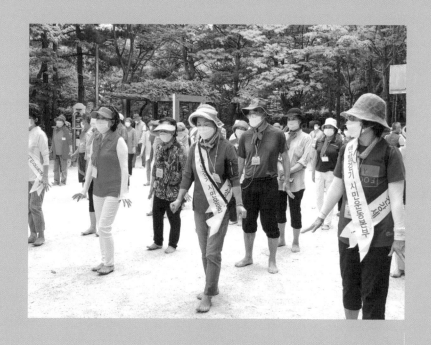

근본적인 해법은 인간의 면역력을 조물주가 설계해 놓은 대로 강화시키는 길밖에 없다고 할 것이다. 다시 말해 조물주가 설계해 놓은 방식대로 그 삶의 원형을 찾아 나감으로써 인간의 면역력을 강화시켜야 하는 것이다. 바로 맨발로 걷고 땅과 접지해야 하는 것이다.

맨발걷기는 암, 고혈압, 고혈당 등 비감염성 질환에서는 물론 감기나 독감, 폐렴, 코로나19 등 바이러스성 감염성 질환도 이겨낼 수 있는 강력한 면역력 생성의 원천이다.

지난 2019년 봄 출간한 졸저 《맨발걷기의 기적》의 말미에 저자는 "이제 금융인으로서의 꿈을 넘어 맨발로 홍익인간의 꿈과 세상을 열기 위해 길을 나서고자 한다. 시작은 미약하지만 끝은 창대하리라…."고 썼다.

그 이후 2년여의 세월이 흘렀다. 그동안 저자와 '맨발걷기 시민운동본부'는 이 세상을 맨발로 걷는 홍익인간의 세상으로 만들기 위해, 또 인류의 무병장수의 구원의 꿈을 실현하기 위해 아직은 미약하지만 절실한 노력을 해왔다.

그 첫 번째가 2019년 5월 25일 개최한 제1회 '서울시민 사랑의 맨발걷기 축제'였다. 400명에 가까운 일반 회원들이 참석하여 그날 하루 서울 강남의 대모산을 맨발로 수놓는 장관이 이뤄졌다. 한 건의 안전사고도 없이 400명에 달하는 그 많은 참가자가 모두 행복한 봄날의 하루를 맨발로 즐기면서 진정 질병의 고통 없는 그런 건강한 세상을 체험하고 그 길을 열게 된 역사적인 순간이었다 믿는다.

그 이후 2019년 10월에 예정했던 남한산성에서의 제2회 '맨발걷기 축제'는 당시 전국을 덮친 돼지열병으로 그 개최 자체가 취소되었고, 또 2020년 이후는 지금의 코로나19 팬데믹이 덮치면서 계획 자체를 세우는 것조차 불가능한 상황으로 밀려왔다.

그리고 2021년이 중반을 넘고 있지만 코로나19 팬데믹에 따른 사회적 거리두기 정책인 일정 규모 이상 집합 금지의 방침에 따라 그 어떠한 다중의 행사도 기획할 수 없는 딱한 상황이 계속되고 있다.

저자는 본서에서 서술하였듯이 이번 코로나19 팬데믹의 원인이 현대인들의 땅과의 접지의 차단으로 비롯된 것으로 판단하고 있다. 따라서 우리 모두가 맨발로 걸으며 땅과의 접지를 회복하면 코로나19 팬데믹도 넘어설 수 있다고 믿는다. 그렇지만 아이러니하게도 접지 차단의 결과 비롯된 코로나19를 이유로, 그 해법인 접지 차단의 회복이 시작될 수 있는 맨발걷기 행사 자체를 기획하지 못하는 모순의 딜레마에 빠져 있다.

또한 몸이 아프다는 사람들에게 맨발로 걸을 것을 권하면, 주변에 맨발로 걸을 만한 흙길이 없다는 볼멘소리들이 돌아온다. 실제 우리 주변의 보행로들은 모두 시멘트나 아스팔트, 우레탄, 아스콘 등으로 다 덮여 있고, 숲을 찾아가려면 한참을 차를 타고 가야 하고, 그렇게 어렵사리 찾는 숲길도 지금 접지를 차단하는 국적 불명의 야자매트로 뒤덮여지고 있다.

이에 저자의 '맨발걷기 시민운동본부'는 모든 국민이 언제든지 신발을 벗고 맨발로 걸을 수 있는 그런 흙길을 조성하기 위해 무던히도 노력해왔다. 서울 시내 한가운데 있는 청계천의 양쪽 보행로 중한 곳의 시멘트를 걷어내고 흙길을 조성하자는 2019년도 서울시 앞 제안은 그 대표적인 예다. 수차례 심의 과정과 시민투표를 거쳐 동 '청계천 맨발길' 제안이 2020년도 시민참여사업으로 선정되었지만, 그 이후 추진과정에서 돌연 뒤집히는 어이없는 상황이 벌어지고 말았다.

청계천에 맨발길이 조성되면 서울시민들이 언제든 서울의 허파와 같은 청계천으로 와 신발을 벗고 맨발로 걸으며 일상의 답답한 삶을 건강한 생명의 축제로 승화시킬 수 있게 되리라 기대하였다. 또 청계천 맨발길을 계기로 전국 주요 강변길이나 천변길들도 흙길로 바꾸는 결정적 계기가 되리라 믿었다. 더 나아가 미국 뉴욕의 허드슨강변이나 영국 런던의 테임즈강변, 또 프랑스 파리의 센강변 등 세계 각 유명도시 강변의 시멘트, 아스팔트 길까지 흙길로 조성해 나가는 인류건강의 새로운 길이 열리리라 믿었고, 그 꿈은 여전히 현재 진행형이다. 우리의 아이디어와 손으로 사람들이 흙길을 맨발로 걸어 질병의 고통 없는 건강한 세상을 이루어 나가자는 소위 'K-헬스'의 거대한 물결을 발원하자는 꿈이다.

이에 저자는 본문에서도 기술하였지만, 우리 헌법 제35조 제1항에 근거한 '접지권'이라는 새로운 권리 개념의 도입을 제안하고 있다. 국민이 땅을 밟으며 건강하게 살 수 있는 권리인 '접지권'을 국민의 기본권의 하나로 확립하자는 것이다. '일조권', '조망권'에 상응하는 건강권, 환경권의 한 개념인 셈이다. 건축법, 주택법, 도시공원 및 녹지 등에 관한 법률 등에 규정된 주택단지와 도시공원 내 도로의 일정 비율을 흙길로 조성하고 부대 세족 시설 설치를 의무화하자는 것이다.

실제 지난 2년 전국의 지방자치단체들이 곳곳에서 맨발 황톳길을 조성해오고 있다. 저자의 '맨발걷기 시민운동본부'가 활동하는 대모산 둘레길도 강남구청이 노면 조정, 황토의 포설 등 맨발길 성토작업을 진행하였고 양재천에도 곳곳에 수변 맨발길, 맨발황톳길 등을 조성하고 있다. 또 송파구청의 송파둘레길 탄천길 4.4㎞ 연결공사도 흙길로 마감해 달라는 또 다른 청원까지 올려졌다. 맨발로 걸을 수 있는 흙길의 조성이 시민들의 지대한 관심사로 등장하고 있음이 곳곳에서 감지된다.

그러한 모든 움직임이 지난 2년 우리 모두의 맨발걷기 확산 운동과 궤를 같이하고 있다. 그리고 그렇게 모든 국민이 언제든 맨발로 걸을 수 있는 주거 및 주변 보행 환경을 꾸준히 조성해 나감으로써 맨발걷기의 그 놀라운 치유 효과를 일상에서 향유하며 질병의 고통 없는 건강 세상에 한 걸음씩 더 다가서리라는 믿음이다.

그런데 안타까운 사실은 아직도 정부의 보건당국이나 의학계 등은 물론 세상 사람들은 그렇게 맨발로 땅을, 흙길을 밟을 때 땅속으로부터 우리 몸속으로 올라오는 자유전자들이 우리의 타고난 생리적 기능을 정상적으로 작동하는 데 필수불가결한 요인임을, 즉 우리의 생명을 건강하게 유지, 관리하는 데 필수적인 생리적 요인임을 모르고 있다.

신발을 벗고 맨발로 서면, 우리의 발아래 땅속에 무궁무진하게 존재하는 이 엄청난 자유전자의 공급은 바로 천연의 면역항암제이자 천연의 혈액 희석제일 뿐만 아니라 천연의 항노화제이자 천연의 신경안정제임을 또 천연의 염증 치료제임을 아무도 아직 모르고 있다.

이제 본서를 계기로 정부와 보건당국은 물론 국내의 의학계도 맨발걷기 운동과 그로부터 비롯되는 놀라운 면역력의 증강과 질병의 치유효과들 및 그를 뒷받침하는 20여 편의 해외 의학자들의 임상 논문들이 과연 사실에 부합하는지 본격적인 검증작업에 나서 주기를 바란다. 돈 한 푼 들이지 않고, 우리 국민이, 더 나아가 전 세계인들이 그 무서운 각종 암이나 심혈관질환, 뇌질환, 치매, 알츠하이머, 각종 근골격계 질환 등 현대 문명병들은 물론 심지어 전 세계를 멈추어 세운 코로나19까지 막아낼 가능성이 있다면 당연히 그를 국가의 보건 정책적인 차원에서 검증하고 받아들이도록 준비해야 마땅하지 않은가?

이에 본서 땅이 주는 치유의 선물 《맨발로 걸어라》의 출간은 2006년 졸저 《맨발로 걷는 즐거움》, 2019년 《맨발걷기의 기적》에 이어 2021년 저자가 세상을 향해 다시 한번 던지는 국민 건강과 인류건강을 위한 절체절명의 화두다.